# BIORRESONANCIA
## La medicina cuántica

**COORDINADORES:**
Mar Alonso
Pedro Rodríguez

**AUTORES:**
Enara Goikoetxea Uzkudun
María del Carmen Rivero
María Pérez Benitez
Sergio Mejía
Sergio Portales
Susana Benito

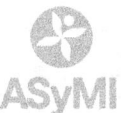

Desde ASyMI, Asociación de Salud y Medicina Integrativa, agradecemos a los autores de este libro, en nuestro nombre y de los futuros lectores, su aportación altruista para crear esta obra y hacerla asequible.

Primera edición: Enero 2023

COORDINADORES:
Mar Alonso
Pedro Rodríguez

AUTORES:
Enara Goikoetxea Uzkudun
María del Carmen Rivero
María Pérez Benitez
Sergio Mejía
Sergio Portales
Susana Benito

ISBN: 9798371605771
Sello: Independently published

Revisión de texto: Cristina Martín Gómez-Tejedor
Maquetación: Signo Comunicación Consultores · www.signocomunicacion.es

Cualquier forma de reproducción, distribución, comunicación pública o transformación de esta obra solo puede ser realizada con la autorización de sus titulares, salvo excepción prevista por la ley. Diríjase a CEDRO (Centro Español de Derechos Reprográficos, www.cedro.org) si necesita fotocopiar o escanear algún fragmento de esta obra (www.conlicencia.com; 91 702 19 70 / / 93 272 04 45).

# Acerca de los autores

## COORDINACIÓN DEL LIBRO

**Mar Alonso.** Naturópata. Experta en métodos biológicos naturistas. Especialista en Biofísica Cuántica. Experta en Medicina Ambiental.

**Pedro Rodríguez.** Estudios de Doctorado en Ciencias de la Salud y doctorado en ciencias de la educación. Especialista en Medicina Integrativa. Clínico, docente y escritor. Es director del máster de Medicina Integrativa de la Universidad Tecnológica Tech. Máster en Salud Mental. Máster oficial en Nutrición Humana. Experto Univ. en Inmunonutrición. Especialista universitario en materia de Osteopatía, Kinesiología y Acupuntura por la Facultad Medicina UMU. Profesor de Kundalini Yoga por KRI. Enfermero por la UA. Miembro de la junta directiva de la Sociedad española de Salud y Medicina Integrativa y coordinador del grupo de trabajo Cuerpo-Mente de la SESMI. Autor de diferentes libros sobre Salud y Medicina Integrativa. Ha diseñado y coordinado proyectos para universidades como la IL3 y el CEU Cardenal Herrera. Convocado como experto panelista para el Ministerio de asuntos sociales de España en materia de inclusión social.

## AUTORES

**Enara Goikoetxea Uzkudun**
Cursa estudios en la Facultad de Informática pero se gradúa en BA Hons en Film and Television en UK. Tras más de una dé-

cada como directora y realizadora gira su carrera. Estudia medicinas tradicionales y su visión energética para especializarse en una mirada integral del ser humano. Investigadora en la relación Mente Cuerpo y Experta en Terapias Energéticas. Naturopata, Biomagnetista, espagirista y Astróloga. Aúna tradición Filosófico Hermético, conocimiento sutil y Biológico de vanguardia en su práctica de consulta.

**María del Carmen Rivero** Diplomada en Podología por la UCM. Máster en Posturología por la UB. Podo-posturología por la ESPV. Kinesiología Cuántica. Terapia Holística.

**María Pérez Benitez.** Licenciada en medicina y cirugía. Universidad de Navarra. Diplomada en medicina homeopática. Profesora y especialista en Moraterapia- Biorresonacia. Especialista en terapias de medicina biológica y naturista por la «Internationale gesellschaft fur homotoxikologie und antihomotoxische therapien e.v.» en Baden-Baden, Alemania. diploma en terapia neural por la por la sociedad española de terapia neural huneke. especialista en la tecnica del dr. Alfred Tomatis, especialista en nutrición natural y energética. Especialista en medicina psicosomática y psicología médica. Master en medicina estética Univ Tech. Diplomada en iridología clínica por la association international de recherche et d'enseignement des medicines alternativesen antibes, Francia. doctorado en iridología por el centre de recherches et du diffusion des techniques du professeur Gilbert Jausasen, Canadá.

**Sergio Mejía.** Doctor en Medicina Univ Navarra. Especialista en Cardiología. Experto en Toxicología clínica de metales. Diplomado en ozonoterapia. Experto en Terapias energéticas. Autor e investigador independiente. ExVicepresidencia de la SESMI. Fellow de la Sociedad europea de Cardiología.

**Sergio Portales**. Licenciado en Medicina y Cirugía por la Universidad Nacional de México y por la Universidad de Alcalá de Henares.Especialista en Medicina Homeopática por México. Máster en Acupuntura por la Fundación Alfredo Embid. Máster en Psicoterapia Gestalt por el Instituto Mexicano de Psicoterapia Gestalt. Ex-Catedrático de Fisiología Médica en la Facultad de Medicina de la U.N A.M. Ex-Profesor de Lenguas Modernas en el Instituto Politécnico Nacional. Ex-Profesor en Homeopatia de México (Doctrina, Materia Médica y Clínica homeopática e Historia de la Filosofía). Ex-Presidente de la Sociedad Hahnemanniana Matritense. Ejercicio Privado de Medicina homeopática, Técnicas de Biorresonancia y Auriculopuntura Láser por más de 35 años

**Susana Benito**. Licenciada en Medicina y Cirugía por la Universidad de Alcalá, especialista en Rehabilitación y Medicina física. Experta en Coaching, inteligencia emocional y PNL por Crearte Coaching. Practitioner y Máster con certificado por la International Trainers

Academy of NPL (ITA) en Programación Neurolinguística

# Índice

Acerca de los autores. . . . . . . . . . . . . . . . . . . . . .5

Presentación. Mar Alonso . . . . . . . . . . . . . . . . . . 11

El mundo material. Mar Alonso – Pedro Rodríguez . . . . . 15

Estudio combinado del ser: mente-psique-cuerpo.
Una perspectiva desde el kybalion. Susana Benito . . . . . . 23

El Paradigma Cuántico. Mar Alonso. Pedro Rodríguez . . . 41

Biofísica Cuántica. Mar Alonso . . . . . . . . . . . . . . . . 65

El cuerpo energético humano. El campo electromagnético.
Mar alonso . . . . . . . . . . . . . . . . . . . . . . . . . . . 71

Despolarización cardíaca. Cambio de paradigma.
El campo cuántico del corazón. Sergio Mejía . . . . . . . . . 83

Modelo holográfico del ser humano. Mar Alonso. . . . . . . 99

La conciencia desde la física cuántica. Mar Alonso . . . . 105

Qué es Biorresonancia. Mar Alonso . . . . . . . . . . . . 121

Bases físicas y electromagnéticas de la BRM.
Pedro Rodríguez . . . . . . . . . . . . . . . . . . . . . . . 127

Homeopatía en la terapia de Biorresonancia.
Sergio Portales . . . . . . . . . . . . . . . . . . . . . . . . 137

Terapia con ondas. Enara Goikoetxea . . . . . . . . . . . 149

Biorresonancia a distancia. María del Carmen Rivero.
Pedro Rodríguez . . . . . . . . . . . . . . . . . . . . . . . 173

Estudio y tester de productos. Pedro Rodríguez . . . . . . 185

Aproximación al estado de salud intestinal.
Susana Benito . . . . . . . . . . . . . . . . . . . . . . 189

Disbiosis y Biorresonancia  María Pérez. . . . . . . . . . . 201

Estudio del alimento. Pedro Rodríguez . . . . . . . . . . . 217

# PRESENTACIÓN

## MAR ALONSO

Siempre tuve la necesidad de comprender profundamente las cosas y, no encontrando el modelo adecuado, busqué respuestas desde muy joven. La filosofía Vedanta Advaita diluyó mis dudas, sus grandes enseñanzas resonaron profundamente con mi alma. Posteriormente el descubrimiento de la física cuántica, como elemento teórico que, desde la ciencia, daba explicación a los conceptos ancestrales de los maestros de oriente, llenó por completo mi necesidad de saber.

La física cuántica nos da las bases para cambiar al nuevo paradigma, para pasar de una visión corpuscular, de una visión de las cosas de manera secuencial, a una visión ondulatoria. Esto no solo es interesante para todos los que trabajamos con biorresonancia, sino para cualquier terapia que contemple al ser humano desde una visión ondulatoria, no como partícula, sino como onda. Siempre pongo como ejemplo esto, a un paciente le parece increíble que con el equipo de biorresonancia podamos leer las ondas de las personas, pero todos los días cogemos un teléfono móvil y hacemos cosas increíbles. Tecnológicamente este aparato es muy interesante e inteligente, pero mucho más sencillo en comparación con la complejidad tecnológica de un teléfono móvil.

Para introducirnos en el fascinante mundo de la cuántica, hablaremos de tres partes fundamentales: el mundo Material, el Paradigma Cuántico y el Mar de Dirac. En la primera se describen, brevemente, elementos básicos para la comprensión de la física cuántica, tales como: el modelo atómico, las partículas elementales, etc. El paradigma cuántico describe los principios más relevantes por orden cronológico, de esta manera podemos apreciar como cada nuevo descubrimiento tiene una repercusión sin igual en nuestro pensamiento, rompiendo las ideas preestablecidas. Por último, el Mar de Dirac, tema que me caló profundamente, ya que da explicación a las experiencias e intuiciones que me han acompañado siempre en la vida, a todo aquello que llamamos paranormal por no poder explicarlo desde una pobre mente racional.

## PEDRO RODRÍGUEZ

La Biorresonancia supuso un antes y un después en mi práctica clínica, pero también en mi forma de conocer y conectar con el mundo. Biorresonancia no es sólo una técnica, comprendida es una forma de entrenamiento cognitivo.

Como sistema se basa en hallazgos de tipo no lineal, donde procede triangular los diferentes patrones somáticos, psíquicos y espirituales y como afectan de forma direccional cuerpo-mente-espíritu o espíritu-mente-cuerpo. Dónde comienza la disfunción de cada persona es la gran incógnita, porque aparentemente todos vienen con los mismos síntomas. Pero ninguno tiene el mismo origen, nunca la dolencia es la misma y por supuesto cada tratamiento es como la persona: un mundo.

Que tan distinto es de nuestra forma de ver la salud actualmente: tan lineal, tan protocolaria, tan centrada en trabajar los síntomas, no porque no se quiera ir a la raíz sino porque en algunos casos se desconoce y en otra se centran en modelos médicos jerarquizados, donde el estudio de la psique de la persona, el contexto e incluso la espiritualidad no solo no da prestigio, sino que te devalúa como profesional.

## PRESENTACIÓN

La Biorresonancia trata del universo; tal y como relata mi compañera Susana Benito en su capítulo sobre el Kybalion, como es arriba es abajo. La tecnología por Biorresonancia es un sistema de estudio de como colapsamos la onda una y otra vez cuando nos relacionamos, cuando meditamos, cuando conectamos. Es fascinante y les invito a todos ustedes a que prueben en algún momento a un estudio con nosotros.

# EL MUNDO MATERIAL

## Mar Alonso -Pedro Rodríguez

Para comprender el funcionamiento de la realidad es necesario introducirnos en el fascinante mundo de la cuántica. Haremos un breve repaso de la composición de la materia, los átomos y las partículas y un breve paseo por los principales principios del paradigma cuántico.

Se ha producido un salto sustancial del antiguo modelo atomista de la Grecia clásica hasta nuestra capacidad actual para dividir y estructurar las partículas subatómicas. La investigación nos ha hecho ver que bajo los átomos todavía existen otras estructuras, algunas responden a los elementos más constatados de la física de partículas, otros elementos no sabemos a qué responden y precisan de razonamientos y teorías sobre otras moléculas, todavía no descubiertas, para poder explicar un Universo que, por momentos se vuelve más complejo si cabe.

A principios de S. XIX, Dalton propuso un modelo que revolucionó las ciencias químicas. En dicho modelo destacaba las propiedades idénticas de los átomos para un mismo elemento, la igualdad de dichos átomos para el mismo elemento. Así, el científico señaló que los átomos de distintos elementos tienen diferentes propiedades y diferente masa. Describió la composición de la materia a partir de la unión de los átomos de diferentes elementos y adelantó lo que sería parte básica de unas de las teorías más importantes de la física: en las reacciones químicas los átomos ni se crean ni se destruyen, solo cambian su distribución.

Hubo otros hitos destacados: la determinación de la masa atómica por parte de Jakob Berzelius o la organización de los elementos en una tabla periódica por parte de Mendeleiev, dicha tabla ordenaba las propiedades elementales atómicas por ciertas afinidades.

La ciencia, como un buzo que profundiza en las capas cada vez más profundas del océano, nos ha permitido explorar los diferentes niveles de la materia; de lo más denso a lo más energético. Hasta la fecha sabemos que el modelo atómico sigue siendo aceptado como parte de la realidad y el constructo que forma la materia. Este se encuentra formado por un núcleo con carga positiva, que contiene el nucleón (protones y neutrones). Alrededor se encuentra una nube de electrones que tienen una carga negativa.

Diferentes autores propusieron hipótesis para un modelo de coherencia y movimiento dinámico de los electrones: Thomson (1898), Rutherford (1911) o Bohr (1913).

El modelo actual propone un sistema de órbita de electrones concéntrico al núcleo. Cada electrón responde a su propio documento de identificación individualizado definido por cuatro numerales cuánticos que van a definir el estado energético del electrón; son el número cuántico principal definido por Bohr, el número cuántico secundario, el número cuántico magnético y el número cuántico de spin. De esta manera en el átomo no pueden existir dos electrones que tengan los cuatro números iguales. Este principio fue propuesto por Pauli y pasó a llamarse el *Principio de Exclusión de Pauli*.

En cuanto al capítulo se refiere e hilvanando con el modelo físico es importante resaltar que la energía se absorbe o se emite cuando un electrón se mueve de una órbita a otra. Por lo tanto, el salto cuántico es la transición de los electrones de un nivel energético a otro. El electrón salta a un nivel energético superior absorbiendo la energía de un fotón o a un nivel inferior emitiéndola. El átomo solo puede absorber la energía de los fotones, si es equivalente a la diferencia energética de los niveles entre los que se efectúa el salto.

Cuando pensábamos que ya teníamos un modelo estable que explicaba todo, descubrimos que los átomos no eran tal y como lo habíamos pensado y que existían ciertas estructuras por debajo de ellos: las partículas elementales. La estructura y distribución de dichos elementos es muy compleja y variada por lo que voy a sintetizar lo más importante y destacado.

Las partículas elementales son parte de la materia y las subdividiríamos en fermiones y bosones. Son las partículas que no pueden ser descompuestas en partículas más pequeñas. Las partículas que componen la materia son:

Los fermiones o partículas de materia que contemplan los quarks y leptones.
- Los quarks son los fermiones elementales masivos que interactúan de manera fuerte entre ellos. Dan lugar a los protones y a los neutrones. Los quarks son las únicas partículas subatómicas elementales que interactúan con las cuatro fuerzas fundamentales y no se encuentran libres, sino confinados en grupos.
- Los Leptones son partículas fermiónicas de masa pequeña y sin color que se dividen, de nuevo, en seis grupos principales: Electrón, Muón, Tau, Electrón neutrino, Muón neutrino, Tau neutrino.

Los bosones son las partículas encargadas de la fuerza (interacciones fundamentales).

En el caso de los Bosones, cabe destacar que son las partículas subatómicas responsables de las cuatro interacciones fundamentales del Universo: la gravedad, el electromagnetismo, la fuerza nuclear débil y la fuerza nuclear fuerte. No componen la materia, permiten que surjan, desde el mundo cuántico, las fuerzas que rigen el comportamiento del Universo. Los bosones no cumplen con el principio de exclusión de Pauli, a diferencia de los fermiones. Dentro de un mismo sistema cuántico, dos bosones pueden tener todos sus números cuánticos iguales, pueden tener el mismo estado cuántico.

Las cuatro fuerzas de la naturaleza controlan el comportamiento de toda la materia y de los fenómenos biológicos, químicos y nucleares. Cada una de estas interacciones, es llevada a cabo por los diferentes bosones. La Cosmología y la Física de Partículas Elementales están uniendo sus esfuerzos en encontrar una teoría unificada que englobe las cuatro interacciones de la naturaleza. Todavía no se ha encontrado una teoría que explique los instantes posteriores al Big Bang, donde las 4 fuerzas estaban unidas. Actualmente, las teorías más aceptadas para unificar las cuatro fuerzas son: la Supersimetría y la Teoría M.

## BOSONES

Dentro de los bosones se categorizan dos grupos principales: los de Gauge (responsables de las cuatro fuerzas) y los escalares (se incluye el bosón de Higgs).

**Fuerza Electromagnética**; es la fuerza elemental de interacción que actúa entre partículas cargadas eléctricamente positiva o negativamente. Todas las partículas con carga eléctrica experimentan esta fuerza, que se manifiesta con una atracción (si son de distinta carga) o con una repulsión (si son de misma carga). Su alcance es infinito. Mantiene unidos los átomos manteniendo los electrones (carga negativa) alrededor del núcleo (carga positiva). Esta fuerza consta de dos campos, el eléctrico y el magnético, muy ligados entre sí. El magnetismo y la electricidad son dos caras del mismo tipo de fenómeno.

Los fotones son las partículas de la luz, no tienen masa ni carga eléctrica y son los responsables de la interacción electromagnética. En otras palabras, además hacer posible el electromagnetismo, permiten la existencia del espectro de ondas donde se encuentra la luz visible, las microondas, los infrarrojos, los rayos gamma, el ultravioleta, etc.

**Fuerza Nuclear Fuerte**; Es la más fuerte de todas, pero su alcance es muy pequeño; del tamaño del átomo. Es la fuerza de cohesión del corazón del átomo provista por los gluones. Estos, forman una red de interconexión energética que une los quarks dentro del protón.

Las partículas vectores de la interacción débil son los bosones W+, W- y Z.

**Fuerza Nuclear Débil**; es mil veces más débil que la fuerza electromagnética y casi un millón de veces que la nuclear fuerte. Posibilita la producción de energía calorífica mediante el proceso de fusión nuclear (ciclo de combustión del sol). Es también la responsable de la desintegración beta, proceso de transmutación del neutrón en protón, con emisión de un electrón y un neutrino (radiactividad natural). Esta es la interacción entre partículas que produce que las partículas de los átomos (protones, neutrones y electrones) se conviertan en otras partículas. Cuando un neutrino se acerca a un neutrón, este puede transformar al neutrón en un protón, mientras que el neutrino se convertirá en un electrón. Esto sucede por la interacción de las partículas con los bosones de la interacción débil: los bosones W y Z.

**Fuerza Gravitatoria**: un fenómeno tan frecuente y pesado para nosotros en el día a día como es la gravedad no tiene cabida ahora mismo dentro del modelo estándar de partículas

A día de hoy, no se ha encontrado el bosón responsable de la interacción gravitatoria, no se conoce qué partícula es portadora de la fuerza más débil y de un alcance infinito que permite la atracción entre galaxias separadas por millones de años luz.

Tiene que haber algo que transmita esta fuerza, un bosón mediador de la gravedad, esta hipotética partícula subatómica ha sido bautizada como gravitón. Sorprendentemente el gravitón viajaría por el espacio a la velocidad de la luz, posiblemente al no tener masa ni carga eléctrica.

### BOSÓN DE HIGGS "LA PARTÍCULA DE DIOS"

El descubrimiento del bosón de Higgs en 2012 fue la prueba de que el campo de Higgs existía (se postuló su existencia en los años 60 del siglo XX por Peter Higgs y otros físicos) y completó el Modelo estándar de partículas (17 partículas fundamentales, que, al interactuar entre ellas por la influencia de unas fuerzas, conforman todo el universo que conocemos).

La importancia de entender el campo de Higgs radica en su comprensión como parte de un campo cuántico que impregna el espacio. Esto da lugar a un medio que interactúa con los campos del resto de partículas aportándoles masa. Las que tienen más interacción con este campo serán las más masivas (como los quarks), las que tienen menos interacción serán las menos masivas y si una partícula no tiene masa es porque no interactúa con este campo.

El bosón de Higgs es una partícula sin espín ni carga eléctrica, con una vida media de un zeptosegundo, se desintegra casi instantáneamente. Pudo ser detectada por la perturbación del campo de Higgs, algo que se logró gracias al Gran Colisionador de Hadrones (LHC).

### ANTIMATERIA: LA TEORÍA DE DIRAC

Para cada yin existe un yang, diría una escuela taoísta. En el universo por cada una de las partículas de materia, existe también una antipartícula. Ésta es igual excepto por la carga eléctrica, que es invertida. Cuando una partícula es creada, su antipartícula es creada también al mismo tiempo.

La teoría del movimiento del electrón de Dirac le llevó a formular la existencia de una partícula idéntica al electrón en todos los aspectos excepto en la carga: el positrón. Una teoría confirmada por Anderson en el año 1932. La antimateria es una simetría especular de la materia, con las mismas características, pero con carga opuesta y responde a las fuerzas naturales de la misma manera.

Materia y antimateria se pueden aniquilar mutuamente produciendo una gran cantidad de energía radiante, proceso utilizado habitualmente en los laboratorios y aceleradores de partículas, donde se hacen colisionar partículas generando importantes cantidades de energía que, posteriormente, dan lugar a nuevos tipos de materia y antimateria. La existencia de la antimateria es desconcertante, pareciera que en cualquier instante todo puede desaparecer, así como en un instante apareció. A su vez confirma la naturaleza dual de nuestro mundo tal como plantea la teoría taoísta del Yin y el Yang o la filosofía Vedanta Advaita cuyo fin es el conocimiento de la no dualidad.

# ESTUDIO COMBINADO DEL SER: MENTE-PSIQUE-CUERPO. UNA PERSPECTIVA DESDE EL KYBALION

**Susana Benito**

El ser humano procede de un óvulo fecundado por un espermatozoide, por lo que es lógicamente deductible que todos los sistemas que lo conforman están íntimamente integrados y sincronizados, a pesar de que cada uno esté especializado en funciones aparentemente independientes.

De la misma manera a nivel menos tangible, el ser humano procede de un sistema familiar, transgeneracional, cultural, nacional etc. que marca un cuerpo de vivencias, experiencias y creencias denominada mente.

Podemos dividir a nivel didáctico en varias partes:
- Sistema nervioso liderado por el cerebro, vendría a ser el "hardware" de nuestro ordenador o elemento físico que conecta a nuestros pensamientos con el resto de las estructuras orgánicas.
- Mente o "software" como el conjunto de programas, paradigmas, creencias o experiencias tanto propias como adoptadas de nuestro medio. Su existencia es inequívoca a pesar de que nadie ha podido fotografiar un pensamiento, aunque sí localizar la región cerebral donde puede tener su impregnación física mediante aparatos de RMN funcional.

Que mente y cuerpo forman un conjunto indivisible y mutuamente influenciable ya fue descrito por Hipócrates en el s. IV ac *"Mens sana in corpore sano"*.

Desde tiempos ancestrales la salud se ha considerado un estado de bienestar, orden y equilibrio tanto en la esfera física como la emocional, mental o espiritual de una manera transversal.

Un ejemplo paradigmático de esta interrelación cuerpo-mente sería la influencia del estrés en las enfermedades autoinmunes como la artritis reumatoide, la artritis psoriásica o el lupus eritematoso sistémico. En todas ellas se produce un agravamiento sintomático en estados de nerviosismo, duelo, preocupación o mala gestión emocional.

Desgraciadamente en nuestros días no existen asignaturas o proyectos sobre inteligencia emocional o desarrollo personal en las escuelas o en los lugares de trabajo que permitan un conocimiento de si mismo y de los demás y la adquisición de herramientas o recursos para una adecuada gestión de los pensamientos, las emociones y respuestas ante determinadas situaciones estresantes. El aprendizaje de la empatía, la asertividad, la reflexión interna, el trabajo personal en la autoexploración, el perdón, la compasión y en definitiva, el Amor, son fundamentales a la hora de poder desarrollar una salud integral por su efecto beneficioso armonizador a nivel celular, tisular y neuroendocrino.

La perspectiva del Kybalion propone una mirada inteligente y comprensible de este principio de salud cuerpo-mente con una herramienta de evolución personal basada en la aplicación consciente y armoniosa de las 7 Leyes Universales que se describirán a continuación.

"Los principios de la verdad son siete: el que comprende esto perfectamente, posee la clave mágica ante la cual todas las puertas del Templo se abrirán de par en par".

## INTRODUCCIÓN HISTÓRICA A HERMES TRIMEGISTO Y EL KYBALION

Hermes Trimegisto (El tres veces grande) es una figura controvertida dado que desconocemos si es una figura histórica real o un arquetipo de sabiduría similar al de Pitágoras.

La figura de Hermes Trimegisto se le conoce en diferentes culturas con diferentes nomenclaturas, lo que nos puede llevar a pensar en su marcada dimensión arquetípica:
- **Ningishzidda**, El señor del Árbol de la Vida, el hijo del dios Enki (Sumeria) representado por una PIÑA DE PINO o como una serpiente con cabeza humana. Se le veneraba como Dios de la sanación y la magia.
- **Abraham** (Pueblo hebreo).
- **Thoth o Tehuti**. Sabio Enoc (Egipto). Representado por la Cabeza de Ibis u OJO DE HORUS. Es el dios de la sabiduría, la música y la magia, y al cual también se le atribuía la creación de la escritura.
- **Hermes** (Grecia) "El mensajero", al que los griegos atribuían el origen del lenguaje y la escritura y al que consideraban patrono de la comunicación y el entendimiento humano.
- **Mercurio** (Roma) representado como "mediador o interprete" que nos inicia en el divino comercio del conocimiento superior y en ello a la docta ignorancia.
Tiene la capacidad de formar parte de la divinidad y regresar al mundo de los mortales.
- **Quetzalcóatl** o La Serpiente Emplumada o Alada o Kukulcán (Toltecas).

La escuela hermética esotérica de conocimiento fundada en su nombre era accesible a solo unos pocos iniciados para el estudio y manejo de las Leyes Universales, de ahí la acepción de "hermético" como algo impenetrable o cerrado.

El término "**hermenéutica**" procedente del verbo griego ἑρμηνεύειν (jermenéuein) significa hacer comprensible, traducir o interpretar correctamente conceptos enigmáticos.

Se pretendía con esta exclusividad de ingreso el evitar la vulgarización de los contenidos y enseñanzas y preservar así la pureza y el sentido de estas, especialmente la comprensión del Cosmos de una manera tanto teórica como eminentemente práctica. **"La posesión del conocimiento, a no ser que vaya acompañada por una manifestación y una expresión en la acción, es como el amontonamiento de metales preciosos: una cosa vana y tonta. El conocimiento, como la riqueza, está destinado al uso. La ley del uso es universal, y aquel que la viola sufre debido a su conflicto con las fuerzas naturales".**

Se atribuye a Hermes Trimegisto la invención de la alquimia, la astrología e incluso la psicología, así como la creación de libros como '**El Kybalión**' y '**La Tabla Esmeralda**', dos textos donde se elaboran de una manera clara e inteligible, la concordancia de las leyes y los principios universales.

El Kybalión es un libro de autores anónimos ("los tres iniciado") escrito en 1908 que reúne todos los axiomas y principios del hermetismo, los cuales han sido considerados como los «secretos» de la naturaleza interna y externa.

Los principios básicos parten del hecho de que todo es mente, todo vibra, vivimos en un mundo dual o polarizado, siempre hay un ritmo invariable, existe una correspondencia "como es arriba es abajo y viceversa", la generación de realidades precisa de un principio masculino y otro femenino y que todo está sometido a la ley de causa-efecto.

El Kybalión plantea la existencia de la reencarnación, el karma, el funcionamiento de los chakras etc. e incide en la importancia del poder y voluntad mental como generadores de nuevas realidades, muy al hilo de los planteamientos de la física cuántica que actualmente ya conocemos.

Nos permite desarrollar herramientas de desarrollo personal y evolutivo, basadas en la transmutación o alquimia mental, con las que se comprende que estamos inmersos en un campo cuántico de información en movimiento constante, accesible con las pautas adecuadas y la modulación de las polaridades indeseables.

La verdadera alquimia del ser humano consistiría en transmutar de manera metafórica, el plomo en oro con el conocimiento de las 7 leyes universales.

## CONCIENCIA, FÍSICA CUÁNTICA Y KYBALION

| KYBALION | FISICA CUANTICA |
|---|---|
| Principio del **mentalismo**: Todo es mente | **No localidad**: Todo está relacionado, capacidad de los objetos para conocer instantáneamente el estado del otro a pesar de grandes distancias. |
| Principio de **correspondencia**. Como es arriba es abajo | **Entrelazamiento cuántico** (las propiedades de uno están ligadas al otro sin tener en cuenta el espacio). |
| El principio de **vibración**: Todo vibra en constante movimiento. | **Dualidad onda-partícula**: Varia con el observador (complementariedad). |
| El principio de **polaridad**: Todas las paradojas pueden conciliarse. | **Incertidumbre**: velocidad (momentum) o espacio. El futuro es abierto e indeterminado. |
| El principio de **ritmo**: El ritmo es la compensación. | **Decoherencia** (colapso de la superposición) → Realidad |
| El principio de **causa y efecto**: Si yo soy la causa, disfruto los efectos, pero si no soy yo la causa, sufro los efectos. | **Superposición:** Todo coexisten en el tiempo y espacio |
| El principio de la **generación**: Todo son principios masculinos y femeninos. | |

La física cuántica y el Kybalión tienen un paralelismo admirable pese a ser 7 leyes universales de conocimiento de origen ancestral. El **principio de TODO es mente** englobaría los principios de no localidad, entrelazamiento cuántico y superposición donde:

Todo está integrado y ligado sin afectarle la distancia. - Todo coexiste en todos los tiempos y espacios.

El **principio de vibración y polaridad** muestra que el poder mental de la intención del observador permite la dualidad ondapartícula y sus diferentes comportamientos.

El **principio de causa y efecto** se relacionaría con la decoherencia, ya que una determinada cadena de causas colapsaría un infinito universo de posibilidades en una única realidad o efecto.

Esta ley determinaría el concepto de la incertidumbre, dado que mientras no se ejerza una conciencia y responsabilidad en las acciones de cada uno, el futuro seguirá siendo indeterminado y abierto en los planos inferiores.

## LAS SIETE LEYES HERMÉTICAS: LEYES FUNDAMENTALES UNIVERSALES.

1- El principio del mentalismo: Todo es mente
2- El principio de correspondencia. Como es arriba es abajo
3- El principio de vibración: Todo vibra en constante movimiento.
4- El principio de polaridad: Todas las paradojas pueden conciliarse.
5- El principio de ritmo: El ritmo es la compensación.

6- El principio de causa y efecto: Si yo soy la causa, genero los efectos, pero si no soy yo la causa, sufro los efectos.
7- El principio de la generación: Todo son principios masculinos y femeninos.

## PRINCIPIO DEL MENTALISMO: TODO ES MENTE

La mente tal como la entendemos de manera coloquial no tiene que ver con mentalismo.

Un concepto es la **mente universal, mentalismo o el campo de información cuántico unificado** donde todo es y otro muy diferente es la **mente humana** que es limitada, finita y forma parte de un mecanismo intermediario con un cuerpo mental energético donde se gestionan las experiencias, las ideas y las creencias de cada persona.

Comparar la magnitud de ambas mentes es tan ridículo como pensar que un único átomo de oxígeno es la atmósfera del planeta en sí. La mente Universal no es ni energía ni materia sino información viva o Espíritu que se sirve de ambas para la creación del Universo, la mente universal es la creadora de realidad infinita.

El proceso de creación mental se denomina meditación o contemplación y la transmutación o Alquimia mental es la acción que permite materializarlo.

La mente Universal posee una inteligencia infinita, absoluta, inmutable y atemporal y se puede afirmar que engloba la totalidad de todos los elementos que percibimos como separados y de todas las líneas temporales existentes, toda la materia y toda la energía. Nos resulta imposible de conocer su naturaleza por lo que no debemos atribuirle ni características ni atributos ni juicios morales que rompan esa Unidad invulnerable, sólo está a merced de su propio autogobierno, a su propia Ley.

A nivel práctico, podemos decir que el Universo es mental y responde como reflejo externo a nuestros propios pensamientos o vibraciones internas, generando una **Ley de afinidad** donde atraeremos a formas mentales similares a las nuestras.

El control o modulación de nuestros pensamientos mediante el poder mental pueden cambiar la naturaleza de estos y ser transmutados de estado, grado, condición, polo y vibración, generando realidades a voluntad.

Es necesaria la práctica del arte de la transmutación mental.

BIORRESONANCIA: Se puede acceder a todo tipo de información de un individuo a través del campo de información cuántico unificado, tanto a presencial como a distancia gracias al principio de no localidad y al entrelazamiento cuántico. Permite la posibilidad de percibir y registrar información sobre su aspecto físico, emocional y mental e interactuar con él de manera tanto diagnóstica como terapéutica.

## PRINCIPIO DE CORRESPONDENCIA. COMO ES ARRIBA ES ABAJO

Podemos entender la mente Universal como el plano superior (arriba) y la mente humana como el plano inferior (abajo) a modo de copia densificada e individualizada de la totalidad, pero formando parte de ella a pesar de la ilusión de la separación, de la energía y de la materia que nos conforma.

El referente de perfección denominado "arriba o plano superior", no indica una localización en el espacio siendo un plano vibratorio, espiritual, elevado, dedicado al servicio o sutil, un camino de evolución donde podemos alquimizar nuestra realidad material, mental y espiritual para transformarla en la versión lo más cercana posible a nuestro Gran Yo Soy o Ideal, pero viviendo en la dimensión que nos toca por evolución, desorganizada y francamente distópica respecto a la superior.

La Mente Universal contempla y medita su creación y en contraprestación ésta evoluciona, crece, asciende hasta volver al creador abandonando la esfera física hasta ascender a la espiritual, todo progreso es una vuelta al TODO. **Como es abajo es arriba.**

De la misma manera que el ser humano forma parte del TODO, podemos afirmar que La Mente Universal está en cada uno de nosotros como chispa divina, un concepto holográfico de la totalidad encarnado en el cuerpo de un hombre, un aspecto involucionado o densificado del Todo.

Imagina a nivel del subsuelo que la tierra sea el TODO y las raíces de las plantas seamos los seres vivos que forman parte de ese ciclo de la vida terrestre formamos parte de la Tierra y la Tierra forma parte de nosotros. Todos los ciclos empiezan y acaban en la Tierra una y otra vez, pero con un resultado cada vez más evolucionado. A nivel práctico, es fundamental la práctica de una alineación ordenada a nivel material, mental y espiritual como reflejo del Yo Superior que nos rige.

Se plantea como necesaria la práctica de la meditación y la armonización de los centros energéticos o chakras con un adecuado equilibrio entre las necesidades físicas, emocionales, mentales y espirituales

BIORRESONANCIA: Por este principio tenemos la posibilidad de poder acceder a una planilla idealizada vibracional del individuo que le permita conocer en qué punto funcional y energético se encuentra (diagnóstico) y cómo recuperar un estado de salud óptimo con su aplicación terapéutica.

## EL PRINCIPIO DE VIBRACIÓN: TODO VIBRA EN CONSTANTE MOVIMIENTO

Existen diferentes grados de vibración, los más lentos o densos y los más rápidos o sutiles. No son ni lugares, ni estados sino planos, unas delimitaciones irreales para poder ayudarnos a entender los diferentes grados e intensidad vibratoria que dan lugar a todo lo conocido y desconocido de nuestro Universo.

La vibración más densa o lenta sería la que rige el plano físico y la más elevada, sutil o rápida es propia de planos elevados como el plano espiritual.

Para cambiar el estado mental, hay que cambiar de vibración mediante el uso de la voluntad y la atención, muy presente en todas las culturas ancestrales con las actitudes contemplativas, chikung, meditación, yoga, etc.

La energía vibratoria puede manifestarse por atracción molecular, atómica o gravitacional en relación con **el eter**, que sirve de nexo entre materia y energía como un gran medio de transmisión.

La vibración permite la generación de campos de comunicación energética como la telepatía, el control mental o el acceso al campo de información individual como con kinesiología.

El control del plano vibratorio a nivel mental permitirá el desarrollo a voluntad de dichas vibraciones, modificando la realidad. De ahí que la intención es la modulación de esta ley, produciendo incluso "milagros".

A nivel práctico, practicar la permanencia en estados vibracionales elevados es una cuestión de VOLUNTAD e INTENCIÓN.

Elegimos nuestra vibración y por ende lo que generamos y atraemos a nuestra vida. Creer es crear.

BIORRESONANCIA: La base fundamental del funcionamiento teórico y práctico de la biorresonancia se basa en este principio, siendo un instrumento que permite la medición de los campos informacionales y poder valorar de una manera funcional y energética los cambios realizados por el individuo en la esfera no sólo física sino mental como espiritual.

## EL PRINCIPIO DE POLARIDAD: TODAS LAS PARADOJAS PUEDEN CONCILIARSE

La percepción del ser humano es dual, pero puede conciliarse porque la única diferencia es el grado, todo se toca. No existe nada absoluto salvo el Todo, por ejemplo, la escala cromática son la gama de todos los colores fríos y calientes que comparten la misma naturaleza, pero diferentes longitudes de onda. Todos son colores pero les diferencia el grado.

La transmutación o alquimia consiste realizar un cambio de grado en elementos de la misma naturaleza como por ejemplo, pasar del odio al amor elevando la vibración mental.

Cuando vibramos de una manera no deseable, el concentrar la atención en el polo opuesto al que se desea suprimir es un buen ejercicio de inversión de la polaridad.

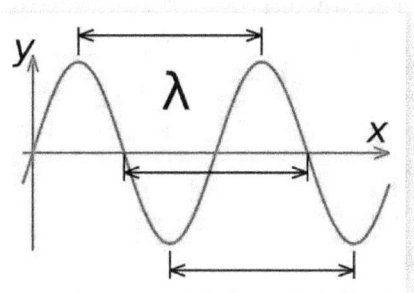

A modo de ejemplo podemos tomar la siguiente gráfica. En ella vemos una oscilación de ondas con un polo superior y otra inferior marcada por un ritmo de consecución entre unas y otras.

Como veremos más adelante el ritmo es invariable, todo tiene un movimiento cíclico, siempre existe pero cuando se suprime voluntariamente la polarización hacia estados vibratorios densos o "negativos" (rencor, odio, desdén, asco etc.), ese ritmo que marcaría un descenso vibratorio no nos afectaría ni nos arrastraría en nuestro estado interno. Los grandes Maestros dominan la polarización en vez de sufrirla.

De la misma manera ocurre cuando los campos morfogénicos de Sheldrake generan un campo informacional, lo que ocurre dentro de ese campo afecta a sus integrantes; modulando la polaridad de este se adquiere la capacidad de modular la realidad de todo el sistema. Por ejemplo, en un ambiente distendido y amoroso generado por un grupo de personas abiertas y empáticas ingresa una persona dolida y con un ánimo sombrío.

El cambio de polaridad será llamativo en su estado de ánimo al permitir la influencia de este campo de información mucho más sutil, contagiándose de la alegría y del bienestar del grupo. A nivel práctico, los polos no deben ser ni reprimidos ni eliminados, sólo transformados a través del poder mental de la intención mediante la autoconciencia y la visualización.

El transformar el polo indeseable en el que realmente deseamos, permite el cambio de vibración necesario para la generación de otro estado donde no quepa el conflicto.

BIORRESONANCIA: La metaterapia o la inversión de onda en los casos en los que se precisa introducir una información diametralmente opuesta o su efecto contrario potenciador de onda, permite modular las diferentes polaridades que interesen al individuo.

## EL PRINCIPIO DE RITMO: EL RITMO ES LA COMPENSACIÓN

Los ciclos rigen nuestra existencia.

Todo empieza y acaba, nuestra vida en cada encarnación, las estaciones, las cosechas, las etapas psicológicas y físicas etc.

El ritmo marca la separación y la vuelta a la Fuente o Mente Universal cada vez de una manera más evolucionada física, mental y espiritualmente.

Aquello que no haya seguido el ritmo de evolución o no haya obrado conforme a las Leyes Universales, sufrirá su efecto volviendo a caer en la espiral a modo de compensación, karma o aprendizaje. A más altura de la caída, más severidad en la compensación.

Ritmo y polaridad van de la mano (longitud de onda y frecuencia) en forma de oscilación rítmica constante inherente a la vida.

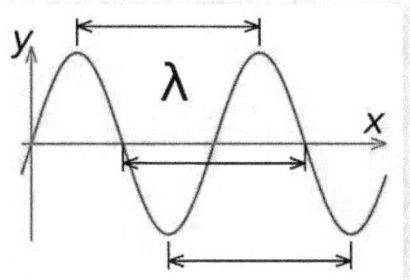

Este ritmo marca la oscilación superior e inferior, a una conciencia superior y a otra inferior o inconsciencia.

**Ley de la compensación del ritmo** indica que lo que oscila a la derecha, oscilará a la izquierda; grandes dosis de dolor vendrán compensadas con grandes dosis de placer (karma).

El objetivo es neutralizar los efectos de estas oscilaciones con vibraciones cada vez superiores, donde solo exista el gozo y no las pasiones.

**Ley de neutralización** ya descrita en el principio de polaridad se produce cuando elegimos voluntariamente oscilar solo en un plano consciente, experimentando ecuanimidad en el estado de ánimo, pensamientos y emociones.

A nivel práctico es importante neutralizar o vivir en ecuanimidad evitando la dependencia de los vaivenes emocionales, liberándonos de las pasiones humanas y viviendo de manera estable en un estado de dicha que poco tiene que ver con la euforia sino con el SER.

Aprovechar y sincronizarnos con el Ritmo interior nos permite optimizar nuestros avances con menor esfuerzo.

BIORRESONANCIA: Es importante en cualquier técnica terapéutica respetar los diferentes ritmos tisulares, orgánicos, estacionales o emocionales.

El verdadero arte sanador con biorresonancia radicará en la elección del ritmo adecuado de tratamiento acorde con las necesidades, que no las expectativas, de la persona.

## EL PRINCIPIO DE CAUSA Y EFECTO: SI YO SOY LA CAUSA, DISFRUTO LOS EFECTOS, SI NO SOY YO LA CAUSA, SUFRO LOS EFECTOS.

Todo pensamiento y acto tiene sus consecuencias directas o indirectas en la gran cadena de causas y efectos.

Las causas pueden ser de muchos tipos e impuestas por religión, tradición cultural o familiar o las propias experiencias del individuo que lo posicionan (principio de polaridad) y generan nuevas acciones que conllevarán nuevos efectos y consecuencias.

De ahí la importancia de revisar las creencias personales dentro de la propia evolución personal de cada uno, se pasa de ser víctima a ser director de la propia realidad.

Respetando las Leyes en los planos superiores, se modifica la realidad en los planos inferiores. Nadie escapa a esta Ley, pero si puede vivirse en luz (conciencia y responsabilidad que genera una realidad que yo dirijo) y no en tinieblas (victimismo en la que se sufren las consecuencias).

A nivel práctico, pueden explorarse las causas que han producido determinados efectos en nuestra vida mediante meditación, regresiones o hipnosis.

Dado que todo lo que se hace o piensa, vuelve a nuestra vida, elijamos de manera responsable qué queremos lanzar al mundo, dado que todo está sometido a una posterior compensación.

BIORRESONANCIA: La recuperación de la homeostasis o equilibrio se basa en la adquisición de la conciencia necesaria para generar los cambios imprescindibles para la recuperación de un estado de salud. Nadie puede conseguir resultados diferentes haciendo siempre lo mismo, como dijo Einstein.

Conocer las causas multifactoriales se muestra como prioritario para realizar acciones que conlleven efectos beneficiosos.

## EL PRINCIPIO DE LA GENERACIÓN: TODO SON PRINCIPIOS MASCULINOS Y FEMENINOS.

Los principios que rigen lo masculino y femenino son fácilmente comprensible con el ejemplo del Yin-yang de la medicina tradicional china, sin relación con el sexo y sus manifestaciones físicas.

Desde un punto de vista eléctrico podemos contemplar dos polos:

ANODO (positivo, masculino)

CATODO (negativo, femenino o generador): Es el principio Madre  El cátodo siempre busca la unión con el ánodo para la creación de un átomo, por ejemplo. Sus diferentes combinaciones generan calor, luz, energía, fuerza gravitacional, etc.

| MENTE MASCULINA | MENTE FEMENINA |
|---|---|
| Objetiva | Subjetiva |
| Consciente | Subconsciente (sueños) |
| Voluntaria | Involuntaria |
| Activa | Pasiva |
| Hemisferio izquierdo | Hemisferio derecho |
| Razón | Emoción |
| Expresión | Impresión |
| Voluntad de querer generar (energía y estímulo generativo) | Generación o trabajo activo de la generación mental |
| Yo (viviendo el exterior) | Mi (viviendo el interior) |

El principio masculino es fundamental como estímulo o proyección para que el principio femenino pueda desarrollarlo, como en la sugestión o hipnosis. Lo ideal es que funcionen de manera coordinada.

El magnetismo personal es un principio masculino que se imprime en el principio femenino de los otros, es decir, la influencia externa de una única persona acabaría imprimiéndose a nivel interno en cada una de esas personas.

En nuestra sociedad, el principio masculino tiene una energía volitiva muy débil o inerte y manipulada por otros, por lo que la capacidad femenina de crear un espíritu interno crítico está muy mermada.

A nivel práctico, el manejo de los principios masculino-femenino de una manera armoniosa en el plano físico, mental y espiritual genera una energía creativa que mantiene una adecuada alineación de los diferentes centros energéticos superiores e inferiores del individuo, permitiendo una reparación y regeneración de los tejidos y células, un correcto funcionamiento del sistema de chakras y el mantenimiento de altos estados vibratorios.

BIORRESONANCIA: Como terapeutas, ser verdaderos artistas en el principio masculino de fuerza y generador de realidad y de cambio en las personas, con actitudes de servicio amorosas, producirán una impresión interna en ellas imprescindible para crear un escenario y paradigma diferente que les permita mejorar.

La biorresonancia como técnica de imagen impactante e intuitiva es un gran apoyo para perfeccionar esta habilidad y ley universal.

Permite la expresión y fuerza a nivel visual de la necesidad de una toma de conciencia, un cambio de vida o un tratamiento específico que el principio femenino del individuo interiorizará para crear dicha transformación en caso de aceptarla.

# EL PARADIGMA CUÁNTICO

## Mar Alonso · Pedro Rodríguez

Presenciar la técnica de Biorresonancia es presenciar ý entender de verdad todos estos modelos teóricos que desarrollo en el presente capítulo.

La física cuántica es la respuesta a aquello que la física clásica no parece dar respuesta, todo aquello que sucede en el mundo subatómico es distinto a lo que habitualmente rige la materia. Aunque parezca un modelo moderno y actual, la física cuántica fue propuesta a partir de 1900 por Planck y Einstein.

Las conclusiones de la física cuántica parecen obtenidas por los grandes maestros orientales. Cuántica y filosofía oriental tienen mucho en común. Es fascinante encontrar que física y metafísica llegan a las mismas conclusiones. Todo gran científico debe ser un investigador de sí mismo para llegar a conclusiones universales y todo gran filósofo ha de ser metódico en sus investigaciones interiores.

El conocimiento ha de ser universal, ha de ser extrapolable a otros campos. La belleza de la cuántica reside en su capacidad de unificar y explicar el conocimiento de diferentes disciplinas. Podemos encontrar en ella las bases para la medicina, las nuevas tecnologías, el sentido de la existencia etc. El conocimiento de lo más pequeño, del mundo microscópico nos lleva necesariamente a conocer el mundo macroscópico bajo un modelo de pensamiento diferente. La cuántica, en el fondo, recupera la sabiduría ancestral y la transforma en un lenguaje técnico. Es decir, la cuántica nos recuerda que somos energéticos, multidimensionales y que estamos interconectados unos con otros, hecho que ya pregonaba la filosofía oriental hace miles de años.

Desde comienzos del siglo XX, el descubrimiento de la mecánica cuántica aporta una nueva visión del mundo. ¿Es posible que exista cierto orden dentro de un aparente caos?

El **principio de incertidumbre de Heisenberg** viene a generar una aleatoriedad reprobable en la física clásica, al proponer la capacidad de la fluctuación cuántica. El mismo experimento repetido uno y otra vez en una escala subatómica está abocado a respuestas distintas.

Además, hay aspectos que no podemos conocer con precisión al mismo tiempo. Por ejemplo, la velocidad y posición de una partícula, o su cantidad de espín (algo similar a un movimiento de rotación) en torno a distintos ejes. Si medimos su posición no podemos medir con precisión su velocidad, y a la inversa. Esto limita nuestro conocimiento de la realidad. El principio de complementariedad de Bohr dice que aparecen juntas propiedades aparentemente contradictorias.

La dualidad onda-partícula de los electrones y fotones genera un aspecto inquietante: como partícula, están en un punto determinado del Cosmos. Pero como onda se extienden por todo el Cosmos, y pueden estar en cualquier parte.

La **ecuación de Schrödinger** describe matemáticamente la onda de probabilidad. Hemos visto que el electrón, como onda, puede estar en cualquier parte del Cosmos. Pero la probabilidad de que esté en un lugar u otro no es la misma. En eso consiste la onda de probabilidad. Donde los picos son más altos hay mayor probabilidad de encontrarlo, y donde son más bajos la probabilidad es menor. Pero puede estar en cualquiera de esos puntos.

Este modelo aplicado en biorresonancia genera varias incógnitas:

- El estudio llevado a cabo por el terapeuta puede generar cierta interferencia en los resultados con la persona. Actúa

como observador ante un proceso o entelequia y en principio podría dar una respuesta distinta según el observador ya que éste forma parte de la misma malla de red en ese momento con el paciente.
- El estudio llevado a cabo genera una onda única e irrepetible en el espacio y tiempo. Al fin y al cabo dentro de nuestra realidad esos conceptos son irrepetibles.

## LOS GRANDES PRINCIPIOS DE LA MECÁNICA CUÁNTICA

La Biorresonancia responde a los siguientes principios de la física:
- Equivalencia materia- energía (Eintein, 1905)
- Dualidad onda partícula (de Broglie, 1924)
- Principio de Incertidumbre (Heisenberg, 1927)
- Principio de superposición (Schrödinger, 1935)
- Principio de no-localidad, (Aspect, 1982)

## EQUIVALENCIA MATERIA-ENERGÍA

Einstein: "la masa y la energía son manifestaciones de una misma cosa". La equivalencia de materia y energía deriva de la famosa ecuación de Einstein, $E=mc^2$ donde E representa la energía de un sistema material, m la masa y c la velocidad de la luz en el vacío (300.000 Km/s).

La fórmula, además, indica que desintegrando cantidades muy pequeñas de materia podemos conseguir grandes cantidades de energía, lo que abrió el camino a la era nuclear.

En los laboratorios de altas energías se ha observado como los procesos de aniquilación de partículas dan lugar a energía y al revés creación de materia y antimateria a partir de quanta de luz.

## MODELO CORPUSCULAR DE LA LUZ: LA LUZ VISTA COMO PARTÍCULAS

La teoría corpuscular propone que la energía es radiada en paquetes individuales llamados quanta. Bohr demostró que los electrones saltan de un estado de energía a otro en saltos cuánticos discontinuos. Lo que percibimos como continuo es en realidad un discontinuo. Así, la luz, como forma de energía electromagnética, está constituida por un conjunto de corpúsculos llamados fotones. El modelo corpuscular de la luz tiene diversas aplicaciones: el efecto fotoeléctrico y el efecto Compton.

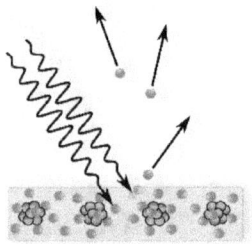

Efecto fotoeléctrico: una radiación electromagnética que impacte sobre un material llevará a cabo una emisión de electrones. Para cada sustancia hay un umbral de energía mínima. Este efecto es la base del aprovechamiento de la energía solar.

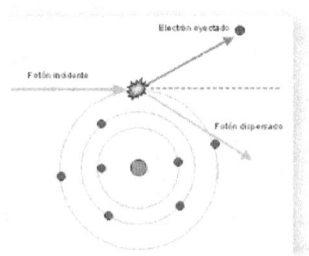

Efecto Compton: aumenta la longitud de onda producida por un fotón cuando choca con un electrón libre perdiendo parte de su energía. La frecuencia o la longitud de onda de la radiación dispersada depende únicamente del ángulo de dispersión.

## LA LUZ VISTA COMO ONDAS

Gracias a diferentes experimentos se pudo constatar que la luz, en lugar de comportarse como partícula, lo hacía como una onda (experimento de la doble rendija). La evidencia de los diagramas de interferencia que las ondas producen en virtud de su naturaleza intrínseca llevó a probar que, evidentemente, la luz poseía una propiedad ondulatoria. Solamente las propiedades ondulatorias permiten crear zonas de interferencia cuando trenes de ondas chocan unos con otros. En el caso de la luz es posible determinar, gracias al fenómeno de la interferencia, cómo sobre una pared emergen regiones de luz seguidas por regiones de sombra, zonas donde se suma la energía lumínica y otras donde se resta, dando lugar a franjas claras y oscuras seguidas.

Una partícula es energía condensada; en cambio, una onda transporta la energía.

Según la teoría ondulatoria, la luz se propaga en línea recta con un movimiento ondulatorio transversal. De hecho, la luz es una onda electromagnética, que consiste en la propagación de dos campos: uno eléctrico y otro magnético perpendiculares entre sí y, también, perpendiculares a la dirección de propagación. Estos campos se propagan a la velocidad de la luz.

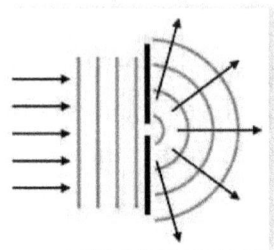

Existen dos fenómenos que solo pueden explicarse mediante un modelo ondulatorio de la luz: la difracción y la interferencia.

Difracción

Es el cambio de dirección que experimenta una onda en su propagación cuando se encuentra con un obstáculo o una rendija. La difracción es el resultado de la superposición de ondas (Experimento de Young).

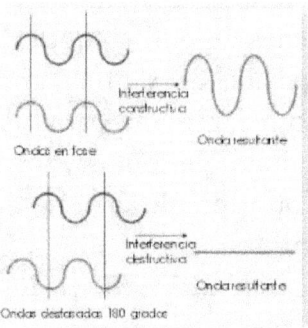

## INTERFERENCIA

Consiste en la superposición de dos o más ondas. Siempre que hay superposición, hay interacción, pero, para que estos fenómenos sean permanentes, detectables y utilizables en sus múltiples aplicaciones, es necesario que se cumplan ciertas condiciones, especialmente la de coherencia. Para que las ondas sean coherentes, la diferencia de fase entre ambas debe ser una constante para cada punto del espacio, independientemente del tiempo.

Superposición de ondas de la misma frecuencia: interferencia constructiva o destructiva.

Este fenómeno es ampliamente utilizado en Biorresonancia, se utilizan ambos tipos de interferencia, potenciando las ondas curativas, los mecanismos de defensa, de curación y anulando las ondas negativas, por ejemplo, las ondas de microorganismos patógenos.

El rayo láser utiliza la interferencia constructiva, todas las ondas están en coherencia de fase, son monocromáticas y unidireccionales, dando origen a un rayo de luz extremadamente potente y focalizado.

Por desgracia, hoy en día, estamos sometidos a ondas muy negativas para la salud. Las interferencias, se dan constantemente. Por ejemplo, las ondas WiFi tienen una frecuencia similar a la de fijación de Calcio en el organismo, de manera que estar sometido a ellas, inevitablemente aumentará la incidencia de osteoporosis. Como sabemos que este proceso se da fundamentalmente por la noche, podríamos evitarlo fácilmente.

Hay infinidad de procesos que se ven alterados por la influencia de campos electromagnéticos, ondas, microondas etc. El horno microondas es otro ejemplo muy claro, los patrones de frecuencias se ven alterados por el método de calentamiento de los alimentos. El sistema digestivo es incapaz de reconocer el "código de barras" de los alimentos y por tanto no puede poner en marcha los procesos enzimáticos necesarios para su digestión. Basta notar el cambio en los sabores para darse cuenta de dicha modificación.

## LA LUZ VISTA COMO PARTÍCULA Y COMO ONDA.

A comienzos del siglo XX, Max Planck postuló que la energía estaba cuantizada y podía ser emitida o absorbida solo en múltiplos enteros de cierta unidad de energía (muy pequeña) denominada cuanto. Planck estableció un nuevo paradigma respecto a la energía que a pesar de recibirse con escepticismo (el mismo Planck dudaba de su hipótesis), ofrecía la ventaja de resolver "la catástrofe ultravioleta" (en un cuerpo negro, la predicción de la física clásica respecto a la radiación emitida no coincidía en absoluto con lo observado).

En 1905 Einstein publica la teoría de la relatividad especial y 10 años después su teoría de la relatividad general. Albert Einstein dio respuesta al problema del efecto fotoeléctrico siempre y cuando se aceptara que la energía asume la condición de partícula, proponía que, en determinados procesos las ondas electromagnéticas que forman la luz se comportan como corpúsculos.

## LAS ONDAS DE MATERIA

Al dilema de la naturaleza dual de la luz tenemos que añadir que un objeto material cualquiera (desde las partículas subatómicas hasta los cuerpos macroscópicos) lleva incorporada una onda asociada solo por el hecho de poseer masa.

## SIMULTANEIDAD ONDA-PARTÍCULA

El experimento de la doble rendija demostró que los electrones podían comportarse como ondas o como partículas. Los electrones, al ser observados, dejan de comportarse como ondas para hacerlo como partículas; es decir, los electrones no son independientes del observador.

Necesariamente la aceptación de la naturaleza dual de los electrones tiene que cambiar nuestra manera de pensar. Hay una realidad más allá de la lógica y la razón. Las partículas subatómicas no tienen razón de ser como entidades independientes, muestran su condición de onda o de partícula dependiendo de cómo preparemos el experimento y de lo que queramos observar. Observador y observado no son independientes, son aspectos complementarios de una realidad total. Si desaparece la frontera observador-observado ¿podríamos observar el experimento sin influir en él? Un observador no diferente del experimento, sin actividad egoica, un observador en un estado de conciencia no dual, probablemente, no colapsaría una de las opciones.

## EL PRINCIPIO DE INDETERMINACIÓN

En 1927, Heisenberg estableció que si conocemos de forma muy precisa la posición de una partícula no podremos conocer simultáneamente, de forma tan precisa, su velocidad como tampoco se puede conocer con precisión la energía de un sistema en un instante determinado independientemente de la precisión de los instrumentos de medición. La incertidumbre en el sistema es intrínseca y no puede desaparecer nunca. En el mundo macroscópico este principio pasa inadvertido por lo que se pueden aplicar los principios de la mecánica clásica para determinar, casi con exactitud, el movimiento de los cuerpos con trayectorias definidas.

Este indeterminismo, llevó a Einstein (gran detractor de la cuántica) a afirmar que "Dios no juega a los dados". Durante muchos años, Bohr y Einstein mantuvieron un intenso debate que, finalmente, fue solucionado en parte por el físico francés Alain Aspect en 1975. Aspect determinó, mediante complejos experimentos, que Bohr tenía razón.

La suma de aportaciones de los grandes científicos del siglo pasado llevó a establecer un nuevo paradigma con el nacimiento de la mecánica cuántica. Planck determinó la naturaleza cuántica de la energía; Einstein afianzó el fundamento corpuscular de la luz que Young había determinado previamente como ondulatoria; Broglie hizo el inmenso aporte de las ondas de materia y Heisenberg estableció un modelo subatómico en cuyo sistema era imposible determinar con exactitud y simultáneamente las variables físicas que lo componen.

## PRINCIPIO DE SUPERPOSICIÓN

El genial físico Niels Bohr dio una interpretación a la naciente mecánica cuántica. Para Bohr, las partículas elementales pueden permanecer en dos o más estados cuánticos de energía simultáneamente antes de observar, al igual que permanecer simultáneamente en el estado de onda y partícula. A esta condición se le denomina probabilidad. Esta interpretación se hace famosa en la cumbre de Copenhague, y pasa a conocerse como la interpretación cuántica de Copenhague, según la cual es imposible advertir un estado energético específico antes de observar la partícula. El mundo de las partículas es por lo tanto un mundo de probabilidades.

Un universo de probabilidades

Fue entonces el genial físico Niels Bohr quien tomó el trabajo de dar una interpretación a la naciente mecánica cuántica y al conjunto de sus ecuaciones. Para Bohr, las partículas cuánticas pueden permanecer en dos o más estados cuánticos de energía simultáneamente, al igual que pueden mantener simultáneamente el estado de onda y partícula. A dicha condición se le denomina "probabilidad". Las partículas cuánticas no poseen una sola condición energética, sino que sus probabilidades de energía se superponen unas a las otras. En un momento dado, y antes de definir cualquiera de sus probabilidades de existencia en un tiempo y espacio específico, una partícula subatómica goza simultáneamente de todas las potencialidades de energía asociadas a su naturaleza. La interpretación del mundo cuántico como un complejo de probabilidades donde las partículas cuánticas superponen simultáneamente sus estados energéticos se hace famosa en la cumbre de Copenhague, por lo que su discurso pasa a conocerse como la "interpretación cuántica de Copenhague" según la cual, y debido a la mencionada superposición, es imposible advertir un estado energético específico antes de observar la partícula y, por lo tanto, pasa a interpretarse el mundo subatómico como una realidad netamente probabilística.

Bohr plantea que la voluntad consciente del observador colapsa la función de onda, convirtiendo las infinitas probabilidades en una sola. La partícula cuántica en presencia del observador adopta un estado energético, antes de ser observada posee todos los estados probabilísticos posibles.

## LA ECUACIÓN DE ONDA DE SCHRÖDINGER. EL GATO DE SCHRÖDINGER

Schrödinger ideó este conocido experimento para explicar la naturaleza probabilística de las partículas cuánticas donde el gato está simultáneamente vivo y muerto hasta que alguien abra la caja y observe el estado del gato. En él establece la presencia en una caja completamente opaca de un gato, junto a una botella que contiene un veneno y un martillo. Adicionalmente existe un átomo inestable que, en caso de que se desintegre en un tiempo determinado, activará el martillo y romperá la botella de cristal, difundiendo el veneno en la caja y matando inmediatamente al gato. A tenor de la interpretación de Copenhague, el sistema "gato, martillo, veneno y átomo" están descritos por una peculiar ecuación de onda que estimará finalmente dos opciones: "gato vivo" o "gato muerto". Sin embargo, hasta que finalmente la caja no se abra, existirán simultáneamente dos superposiciones probabilísticas: "gato vivo" y "gato muerto". ¿Cómo es posible, entonces, que exista un estado energético donde sea posible aseverar la existencia simultánea de un gato vivo y, a la vez, de un gato muerto? Mientras la partícula cuántica no se degrade, el sistema no se activará liberando el veneno, por lo que sabremos si el gato está vivo o no solamente al abrir la caja. Es bajo esta circunstancia cuando podremos finalmente notar en qué opción se colapsa la función de onda que describe la complejidad del sistema y el estado final del mismo; mientras tanto, desde la perspectiva cuántica, existen simultáneamente dos estados posibles: "gato vivo" y "gato muerto".

La ecuación de onda de Schrödinger describe la evolución temporal del estado cuántico de un sistema físico no relativista es la herramienta matemática para estudiar las partículas cuánticas. Bohr estableció la interpretación filosófica de dicha ecuación, convirtiendo al mundo de las probabilidades cuánticas en un modelo con estructura matemáticas donde las partículas cuánticas poseen todas las probabilidades energéticas de manera simultánea, Bohr propone que la voluntad consciente del observador es quien colapsa la función de onda de Schrödinger y hace que de las infinitas probabilidades (superpuestas) se colapse en una sola. Gracias a la presencia del observador, asume un rol específico cuando un observador intenta detectar la partícula cuántica adopta un estado energético único y exclusivo, antes de dicha observación, la partícula cuántica posee todos los estados probabilísticos posibles, incluso aquellos que le permiten estar espacialmente en todos los lugares existentes y en todos los tiempos posibles: presente, pasado y futuro. La realidad cuántica pasó a ser un universo de probabilidades. La ecuación de onda de Schrödinger como una suma probabilística y superpuesta de estados energéticos, y cuyo estado final se colapsa debido a la intervención del observador, induce necesariamente la presencia del observador como parte determinante del proceso de medición.

La ciencia clásica acepta ciegamente que los objetos existen independientemente del perceptor que los observa, situación a la que se denomina "realismo filosófico", a diferencia del idealismo filosófico, donde lo conocido depende de la consciencia del perceptor para existir.

La conciencia del observador determina, sin duda, el resultado del experimento, en teoría si el observador está en un estado de conciencia No Dual, es decir, con una mente no colapsada, puede no colapsar la función de onda y permanecer en todos los estados simultáneamente. Quizá, para avanzar en ciencia sea necesario trabajar más en la mente del observador, quizá es más necesario recuperar la sabiduría más metafísica y filosófica.

## LA PARADOJA EPR
## (EINSTEIN – PODOLSKY – ROSEN)

Hubo grandes discrepancias entre las propuestas de Einstein y las de Bohr. Para Einstein la posibilidad de un entrelazamiento cuántico no era compatible con el principio de localidad. Para la física clásica no era concebible la posibilidad que un proceso no tenga independencia y esté supeditado a la medición de un observador.

La Biorresonancia responde precisamente al experimento propuesto por Einstein, Podolsky y Rosen. En dicho experimento, que pretendía cuestionar la mecánica cuántica, se criticaban dos conceptos cruciales: la imposibilidad de la mecánica cuántica de actuar a distancia y su imposibilidad para medirla. El sistema cuántico cambiará de forma incontrolable durante el proceso de medición, y solamente podemos calcular las probabilidades de obtener un resultado u otro.

El experimento se llevó a cabo estudiando dos partículas entrelazadas cuánticamente. Cada partícula fue medida por un observador distinto. Los científicos determinaron la posición de la otra partícula de forma instantánea a través de su inercia. La paradoja EPR contradice la teoría de la relatividad, al determinar una transmisión instantánea entre las dos partículas. Sin embargo la predicción de este fenómeno no permite establecer rutas concretas de cómo y cuándo se podría volver a repetir.

## EL UNIVERSO NO COLAPSADO

El Mar de Dirac recibe su nombre por Paul Dirac. El autor definió el modelo teórico del vacío como un mar infinito de partículas con energía negativa. Con ello intentó describir los estados cuánticos anómalos con energía negativa predichos por la ecuación de Dirac para electrones relativistas.

El campo de punto cero tiene unas características especiales:
- Permite violaciones de energía en un intervalo de tiempo cuya brevedad impide su medición.
- Es la energía que queda cuando las demás desaparecen.
- No existe materia ni luz.

- No es una radiación térmica.
- Constituye un potencial energético infinito.
- Es un enjambre de partículas virtuales que pueden convertirse en partículas reales.
- Son mensajeras de información y energía.
- Intercambian su información cuántica.

El vacío cuántico es el escenario de frenética actividad, donde las partículas virtuales aparecen y desaparecen del mundo cuántico en un tiempo infinitesimalmente pequeño y que distorsionan el tejido espaciotemporal. A diferencia de las partículas reales, las virtuales son indetectables por ser demasiado efímeras. Aparecen y desaparecen en un pestañeo, en un tiempo, infinitesimalmente pequeño, dado por el principio de incertidumbre. Este principio permite pequeñas violaciones de la energía. Cuando el primer electrón emite el fotón, esta partícula se lleva una cantidad de energía. Cuanto mayor sea, menor distancia podrá recorrer pues la energía ha de ser rápidamente restaurada.

En un bello gesto poético se formula como un océano repleto de olas, las fluctuaciones cuánticas. Así parejas de partículas y antipartículas surgen una y otra vez del vacío, se aniquilan para volver a ser absorbidas por él.

Si la partícula virtual absorbe suficiente energía, de manera que ya no se viola el principio de conservación de la energía, la partícula se puede convertir en real. Por ello el vacío es potencial generador de partículas, es más, en los primerísimos primeros instantes de nuestro universo el vacío primordial dio lugar a toda la materia y a todas las fuerzas conocidas

El intervalo de Heisenberg nos pone en contacto con el Mar de Dirac. Es un universo lleno de partículas virtuales, de partículas entrelazadas.

Extrapolándolo a los estados de conciencia, podemos encontrar que una mente no colapsada, es una mente capaz de ver el mundo sin fronteras espaciotemporales. Un mundo donde todo lo que existe puede verse simultáneamente, todas las probabilidades existen al tiempo y todo está entrelazado. Un mundo donde todo es posible.

La naturaleza admite que no importe el empaquetamiento en el que está la información (o la energía), lo que importa es que no cambie la energía del sistema al colapsar. Es decir, se permiten los cambios mientras se conserve la energía.

Casimir y Polder propusieron en su día que si hay partículas virtuales en el vacío y disponemos dos placas metálicas paralelas entonces la presión ejercida por los fotones virtuales del espacio entre placas es menor que la que presión que ejercen los que están fuera y entonces aparece una fuerza que tiende a juntar las placas. La predicción se pudo confirmar años más tarde cuando se pudo medir la fuerza de Casimir en el laboratorio.

Actualmente, físicos de las universidades de Cornell y Michigan proponen que en determinados procesos de las membranas celulares está involucrada la fascinante fuerza de Casimir. Las proteínas que están en las membranas celulares sufren esta fuerza de Casimir y esto les permite comunicarse entre sí y estimular la respuesta, por ejemplo, de la célula a los alérgenos como el polen.

El efecto Casimir (efecto observable del vacío cuántico en la materia) está explicado por la Teoría Cuántica de Campos. La Mecánica Cuántica no era lo suficientemente adecuada como para explicar los fenómenos relativistas y los campos de fuerza, incluso cuando se usaba la ecuación de Dirac en lugar de la ecuación de Schrödinger. Por eso, en el pasado siglo, se desarrolló la Teoría Cuántica de Campos (TCC), en lo que posiblemente fue el último fruto intelectual digno que ha dado la Física hasta ahora.

Según la TCC las partículas se pueden crear y destruir, las fuerzas producidas por los campos se pueden explicar por un intercambio de partículas (bosones) virtuales y el vacío no está realmente vacío, sino que está lleno de partículas virtuales que aparecen y desaparecen sin cesar.

Según la teoría del mosaico fluido las membranas celulares están formadas por lípidos, pero en esta capa lipídica hay proteínas que están embebidas y que se mueven libremente a través de ella. Algunas de estas proteínas tienen funciones esenciales, como el de hacer de bombas de iones y así mantener el equilibrio osmótico o mantener dentro a los electrolitos adecuados y no a otros. Hay muchas otras funciones que pueden realizar y para cada una de ellas está la proteína específica.

En el campo de la medicina, cuando utilizamos terapias que aportan energía, lo que parece que ocurre, es que accedemos al Mar de Dirac. Cuando utilizamos sales de prana que aportan energía biodisponible, podemos mensurar los cambios, por eso sabemos que la energía ingresó en el sistema. No podemos detectarla porque el sistema ha de gastarla rápidamente. Es decir, podemos disponer de energía extra en el intervalo de incertidumbre, pero para no violar las leyes de la termodinámica el sistema tiene que utilizar esa energía. Puede, por ejemplo, fabricar moléculas o transmutar las ya existentes.

A través de cada componente de la célula se está transfiriendo energía de vacío. Se produce un intercambio continuo entre el vacío cuántico y el cuerpo físico energético. Cada átomo de nuestro cuerpo está envuelto en esta realidad virtual con la cual intercambia energía e información. Esta realidad llena el espacio, aparentemente vacío entre los átomos de los seres vivos.

Cuando observamos el sistema tras ese evento, podemos observar los cambios producidos, más no el evento en sí. Teniendo en cuenta que la fuente de energía es ilimitada, las posibilidades son inmensas.

En el ser humano, quien se encarga de llevar los mensajes es el ARN mensajero, sería un interesante campo de estudio ver la relación entre éste y las partículas virtuales.

## LOS NEUTRINOS ¿MEDIADORES ENTRE EL MUNDO REAL Y VIRTUAL?

El mundo de los neutrinos es apasionante, existe una hipótesis que los sitúa como mediadores entre el mundo real y el mundo virtual. Parecen ser, también, los responsables de los procesos de transmutaciones biológicas a bajas energías.

Según plantea esta hipótesis existe una especie de mediador entre el mundo de las partículas reales y el de las partículas virtuales. Parece que, entre las partículas virtuales hubo una que siguió siendo no colapsada pero que puede serlo. Las partículas virtuales no la detectan como extraña ya que no la consideran colapsada. Esas extrañas partículas son los neutrinos. Estos mediadores pueden convertir la irradiación no térmica en radiación térmica y a la inversa.

Los neutrinos son las partículas subatómicas más interesantes que existen. No se conoce su masa. Se habla de la ondulación de los sabores de los neutrinos. Hay neutrinos y antineutrinos, pero no se conoce si son la misma partícula.

Son capaces de traer energía del mundo no térmico en donde el potencial de energía es infinito. El mundo de las partículas virtuales posee un potencial infinito de energía, pero él es puramente información. El neutrino es capaz de convertir información en energía y viceversa: la energía en información.

El neutrino y el antineutrino son capaces de coger energía de un mundo virtual y pasarlo al mundo real, siempre y cuando no se altere la primera ley de la termodinámica en el mundo real.

El universo virtual no está en ningún sitio desde el punto de vista de la física. El tipo de energía que posee se parece a lo que llamamos el plano sutil. Los neutrinos pueden pasar energía desde el doble etéreo al denso. Los neutrinos están en todas partes. Los produce el sol, las instalaciones nucleares, la alta energía cósmica, el cuerpo humano. Estas partículas solo intervienen en el intervalo de Heisenberg. Más allá operan otras leyes.

Podemos poner infinidad de ejemplos donde parece haber una transferencia instantánea de información: En medicina bioenergética es un efecto muy evidente. Por ejemplo, tras la administración vía sublingual de un remedio homeopático vemos efectos en todas partes del organismo. Físicamente, a través del sistema nervioso o endocrino, no es posible está transferencia de información. También observamos habitualmente como por el hecho de tratar mucosa, por ejemplo, de estómago, obtenemos un efecto inmediato en todas las mucosas. La información recibida por una célula de un tejido determinado es transmitida de manera inmediata a todas las células de ese tejido y simultáneamente a todo lo que no es ese tejido. En cuanto aportamos una información, el sistema cambia en su totalidad, es, en realidad, un nuevo sistema. La información puede aportarse a través de un remedio, de la emisión de frecuencias, la imposición de manos, la palabra etc. En muchas ocasiones, hemos podido constatar, como un acto de consciencia tiene una repercusión inmediata en todo el sistema.

Todos estos hechos son fácilmente medibles a través de diferentes equipos, las cámaras GDV, aparatos de EAV, equipos de Biorresonancia etc.

El Campo de Punto Cero puede constituir la vía que hace posible los fenómenos de sincronicidad. Como muchos actos intuitivos, por ejemplo, saber algo y en minutos recibir una llamada que lo confirme, o los animales que presienten una muerte o nuestra llegada. Cuando yo era pequeña mi perro en el pueblo se volvía loco de alegría horas antes de nuestra llegada. O, mi perra Luna, ya de adulta, sabía cuándo yo salía de viaje y se apartaba triste a su cuna; incluso sabía antes que yo del acontecimiento.

Con respecto a la biología puede dar respuesta al misterio de la diferenciación celular. ¿Qué hace que una célula pluripotencial se convierta en un hepatocito, una neurona o cualquier otra célula especializada? El desarrollo morfogenético de los seres vivos no puede ser explicado solo desde la genética. El ADN es el responsable de la síntesis de aminoácidos para formar las proteínas, pero no explica el desarrollo de un organismo en su totalidad.

La hipótesis de los campos mórficos de Rupert Sheldrake propone la existencia de los campos mórficos responsables de conferir patrones de forma y estructura en el desarrollo biológico, así como patrones de comportamiento propios de cada especie. Estos campos son transmitidos por miembros anteriores de la misma especie mediante un fenómeno de resonancia no local, llamada resonancia mórfica. La existencia de estos campos hace también posible la regeneración celular de cualquier tejido, ya que la información de forma y estructura está, es decir, los planos de construcción están siempre. Basta aportar la materia prima y la información adecuada para que los sistemas se pongan a trabajar en la reconstrucción o restauración del sistema. El trabajo con células madre así lo demuestra. Es más, al menos en teoría, creo que es posible incluso cambiar la información del ADN si esta es errónea y solucionar problemas genéticos. Si admitimos que hay un orden por encima del genético, y admitimos los fenómenos de resonancia mórfica, sería posible la transmisión de la información correcta.

El campo de punto cero puede explicar los fenómenos que la ciencia convencional aun no admite. El hecho de que exista una red de información universal explica los fenómenos llamados paranormales. La videncia no sería más que el acceso a esta red de información. Si la información está, solo es cuestión de tener acceso a ella. Es como si accediéramos a la información que está en la nube. Con la telepatía ocurre lo mismo, el acceso simultáneo a una información de dos o más personas separadas en el espacio. La curación a distancia sería otro de estos fenómenos. Cualquier test a través del pulso, por ejemplo, no importa la distancia, se puede revisar a una persona a miles de kilómetros de distancia, simplemente se requiere la atención para sostener momentáneamente el entrelazamiento.

Durante años he enseñado a manejar diferentes formas de acceso a la información para poder ayudar a las personas. En el ser humano, la dificultad estriba en el excesivo ruido mental; basta un instante de silencio para obtener la respuesta. El ruido es originado por prejuicios, inseguridades, inestabilidad emocional etc. Es necesario aquietar las fluctuaciones mentales, es necesario ampliar el espacio entre pensamiento y pensamiento. Es necesario el silencio.

En definitiva, todos estos fenómenos parecen fracturar las fronteras de espacio y tiempo. Hay una transferencia de información inmediata sin importar la distancia ni el tiempo. Este fenómeno nos parece extraño porque partimos de ideas erróneas preconcebidas. Por ello bajo el nuevo paradigma, todos estos fenómenos se ven lógicos, coherentes y se viven con absoluta normalidad.

Si queremos un mundo diferente debemos enseñar, debemos difundir una nueva forma de pensamiento para dejar atrás conceptos que ya quedaron obsoletos. La cuántica es el recurso de nuestro tiempo para cambiar el mundo. Es irresistible, innegable y absolutamente VERDAD.

La teoría de los campos mórficos de Sheldrake y de la Noosfera que veremos más adelante en el libro, vendría a dar un complemento añadido a todas las propuestas anteriores. Qué leyes estructuran y dan forma a los sistemas celulares y que los diferencia unos de otros. Sin duda el genoma y el epigenoma, pero la propuesta de Sheldrake conduce muy bien esa propuesta energética transgeneracional que hereda una información o historia familiar de generación en generación.

> *"La mente intuitiva es un don sagrado y la mente racional un fiel sirviente. Hemos creado una sociedad que honra al sirviente y se ha olvidado del don sagrado"*
> **Albert Einstein**

## LA RED DE INDRA

Hay una interminable red de hilos
a todo lo largo del Universo
Los hilos horizontales están en el espacio.

Los hilos verticales están en el tiempo.

En cada cruce de los hilos aparece un individuo.
Y todo individuo es una cuenta de cristal.

La gran luz del ser absoluto
ilumina y penetra cada cuenta de cristal,
y asimismo, cada cuenta de cristal refleja no sólo la luz
de todos los demás cristales de la red,
sino también cada reflejo
a todo lo largo del Universo.

# BIOFÍSICA CUÁNTICA

Mar Alonso

En este capítulo trato de acercar la biofísica cuántica de la conciencia desde la perspectiva teórica. Además, incluyo un caso práctico en un intento de comprender lo que ocurre en el cerebro en una persona con capacidad de alternar los diferentes estados de la conciencia y sostenerlos a voluntad. Plantearé más dudas que certezas, pero me parece muy interesante abrir esa vía y seguir aprendiendo.

Tengo la suerte de tener en mis manos un estudio de resonancia magnética (RMN) del cerebro de un gran maestro de meditación, que es capaz de entrar en los diferentes estados de conciencia y sostenerlos a voluntad. La dificultad estriba en que este tipo de personas, con gran adiestramiento de su mente, no son comunes, pero lo que sí podemos hacer es comparar su estudio con un estudio de una persona que carece de esta habilidad tan poco frecuente.

Embebidos en un sistema médico biologicista, la medicina cuántica tiene una difícil trayectoria por delante. Dada la complejidad de entender el modelo cuántico aplicado a la física, nos toca planteamos como ordenar dichos conocimientos, todavía escasos al campo de la salud y la práctica de la medicina.

Como vemos en otros capítulos, las partículas constituyentes de la materia tienen propiedades que desafían la lógica del mundo macroscópico. Los fenómenos cuánticos parecen ser la base de los procesos fisiológicos. Idea que ya planteó Erwin Schrödinger en su libro *¿Qué es la vida?* Los avances en la comprensión de lo cuántico podrían facilitar la evolución de nuestra medicina actual y una actualización del concepto de enfermedad.

Es precisa la integración del comportamiento ondulatorio de la materia en la biología convencional, basada en una concepción corpuscular-newtoniana del ser humano. La dualidad onda-partícula es intrínseca a toda partícula, recordemos que todo elemento material tiene una onda asociada solo por el hecho de tener masa y estar en movimiento. La Biorresonancia se fundamenta en esta visión ondulatoria de la materia.

El paradigma de la salud podría integrar nuevas perspectivas basadas en el campo electromagnético y el campo holográfico de información.

¿Tenemos constancia del fenómeno cuántico en los seres vivos? Hasta la fecha existen diferentes líneas de trabajo que podrían señalar hacia cierta evidencia al respecto: la fotosíntesis, la orientación de las aves y el olfato entre ellas.

En el proceso de la fotosíntesis algunos científicos plantean, dentro del mecanismo de las plantas, un intercambio de pequeños paquetes energéticos simultáneos. Este proceso intentaría tantear todos los caminos posibles para llegar a donde necesitan ir, para después escoger el más eficiente.

En 2007 Graham Fleming publicó un artículo muy interesante a este respecto: *"Evidence for wave like energy transfer through quantum coherence in photosynthetic systems"*, en la revista *Nature*. En su publicación describe como las macromoléculas involucradas en la fotosíntesis presentan oscilaciones electrónicas que sólo pueden describirse a través de la física cuántica. Tras la replicación de estos experimentos la fotosíntesis se ha convertido en el primer fenómeno biológico considerado como un resultado legítimo de la mecánica cuántica. Este fenómeno se describe como un proceso biológico en el que ciertas bacterias, algas y plantas obtienen energía, a partir de los fotones, con absorción de energía, que es transportada por diversas proteínas y transformada en energía química.

Un autor que publica sobre ello, Menegon, científico de la Universidad de São Paulo (IQ-USP), comenta al respecto: "El transporte de esta energía ocurre por medio de un efecto denominado coherencia cuántica".

Otro proceso que podría tener cierta explicación con el modelo cuántico se da en las aves. Algunos diseños experimentales llevados a cabo han permitido observar cierta confusión en los vuelos intercontinentales ante la modificación o aparición de la más ligera señal de radiofrecuencia. Tiene relación importante en este campo el concepto de la Anisotropía magnética.

Según este fenómeno físico, las partículas entrelazadas (en su término técnico en inglés: entangled) no pueden definirse como partículas individuales, sino más bien como un sistema entrelazado que transmite información a velocidades superiores a las de la Luz.

El sentido del olfato parece ser que no depende únicamente de la forma que tienen las moléculas que inhalamos, sino que es influenciado por las vibraciones de las moléculas. Es decir, somos capaces de diferenciar dos moléculas de idéntica forma, pero con diferentes vibraciones, lo que sugiere que la forma no es el único factor implicado en el proceso.

El cuerpo humano es un campo organizado de información. En su interior los biofotones transportan la información e interactúan con nuestro organismo. En esta emisión coherente juega un papel básico el estado de conciencia de la persona y la percepción de unidad entre el cuerpo y la mente.

¿Cómo explicar la eficiencia de nuestro sistema fisiológico? ¿Podríamos concebir que la alta eficacia de las enzimas sea derivada de una cualidad cuántica de las partículas?

Un campo novedoso de la investigación médica aborda el funcionamiento de las neuronas. La velocidad de actuación de los neurotransmisores se explicaría por el flujo de electrones a nivel cuántico.

## TODO ESTÁ RELACIONADO

Diferentes estudios sociológicos y algunas teorías antropológicas apuntan al origen común de religiones y rituales que evolucionaron de manera diversa tras la migración y expansión humana por los diferentes continentes. Dentro de la búsqueda de cierto Santo Grial que una los diferentes modelos terapéuticos holísticos, podrían explicarse mediante el modelo cuántico.

Para Amit Goswami, físico, "el mundo está constituido por posibilidades, no por eventos determinados, por lo tanto, podemos elegir la salud sobre la enfermedad. Ni la enfermedad, ni la curación, son enteramente objetivas... "Las experiencias subjetivas y nuestras actitudes hacia ellas tienen un papel que desempeñar. A través de la creatividad, el activista cuántico aprende a cambiar la actitud que le lleva de la enfermedad a la salud, y de la salud ordinaria a la salud positiva".

Dado lo innovador de dicho pensamiento, es fácil que muchas personas intenten unirse a esta moda, generando una situación de confusión que ponga en peligro el desarrollo conceptual. Dentro del saco de la medicina cuántica, no es oro todo lo que reluce.

Hablar de cuántica es la excusa perfecta para justificar cualquier cosa y es el toque perfecto para aparentar innovación. En los últimos años escuchamos hasta la saciedad hablar de medicina integrativa, sin embargo, muchos de los profesionales simplemente hacen medicina alopática y utilizan algunos recursos de medicina alternativa como la homeopatía. En mi opinión, la medicina integrativa no es un método, es un modelo de pensamiento en el que caben muchas técnicas, pero el instrumento fundamental es la mente del profesional. Independientemente de la terapia utilizada, se puede hacer medicina integrativa. El estudio y comprensión de la biofísica cuántica es la base de una verdadera medicina integrativa.

¿Conoces la parábola de los sabios y el elefante? Seis hindúes sabios, inclinados al estudio, quisieron saber qué era un elefante. Como eran ciegos, decidieron hacerlo mediante el tacto.

El primero en llegar junto al elefante, chocó con su ancho y duro lomo y dijo: «Ya veo, es como una pared». El segundo, palpando el colmillo, gritó: «Esto es tan agudo, redondo y liso que el elefante es como una lanza». El tercero tocó la trompa retorcida y gritó: «¡Dios me libre! El elefante es como una serpiente». El cuarto extendió su mano hasta la rodilla, palpó en torno y dijo: «Está claro, el elefante, es como un árbol». El quinto, que casualmente tocó una oreja, exclamó: «Aún el más ciego de los hombres se daría cuenta de que el elefante es como un abanico». El sexto, quien tocó la oscilante cola acotó: «El elefante es muy parecido a una soga». Y así, los sabios discutían largo y tendido, cada uno excesivamente terco y violento en su propia opinión y, aunque parcialmente en lo cierto, estaban todos equivocados.

Siguiendo esta parábola (atribuida al sabio Sufí Rumi) podemos hallarnos ante (in)cómodas explicaciones del funcionamiento de disciplinas, aparentemente inconexas como la meditación, la medicina china, la homeopatía

## MINDFULNESS

El Mindfulness o la atención plena, es la concentración de la atención y la conciencia basado en el concepto conciencia plena de la meditación budista. Está basado en la antigua técnica de meditación hindú Vipassana que consiste en tomar conciencia del momento presente, vivir el momento. La atención se enfoca en lo que se percibe sin juzgar si es correcto o no. En la sociedad occidental, tan sumamente impregnada de la moral religiosa, este planteamiento otorga libertad a las personas y las libera de la terrible carga de culpas y juicios.

Otros estados de conciencia como la concentración o la meditación son mucho más integradores, pero requieren la disciplina de la práctica cotidiana. Es imprescindible en un mundo de pensamientos sin orden, concederse un tiempo para la introspección. Cada día hay más incidencia de patologías como la ansiedad y la depresión y como reza el libro de Marinoff es necesario *Mas Platón y menos Prozac*.

Según Marc Henry, atribuye que los preparados homeopáticos tienen la capacidad de ordenar por resonancia células y tejidos. Es una transmisión de información en forma de onda o frecuencia. El premio Nobel de Medicina Luc Montagnier, también cree dar explicación al funcionamiento de la homeopatía: para el Nobel, las diluciones homeopáticas reproducen información con estructuras creadas en el agua, que existen en las células y tejidos. Desarrollaremos el concepto de dominios de coherencia del agua a ese respecto.

# EL CUERPO ENERGÉTICO HUMANO

## EL CAMPO ELECTROMAGNÉTICO

### Mar Alonso

Dentro de la unidad que forma el universo, se establece un proceso de lo energético o inmaterial hacia la asunción de la densidad. Una alteración en cualquier ámbito del cuerpo humano produce una modificación de todo el patrón vibratorio. Básicamente somos energía consolidada y más densa. Veamos un ejemplo: como decía dentro de dicha unidad, que es el universo, nosotros navegamos o formamos parte de un sistema similar a un WiFi. Podemos conectar y formar parte de esa Internet o generar un grupo de Intranet propio. Esta participación en formas de Intranet biológicas y psicológicas particulares puede alejarnos sinceramente de la salud.

Estratificados en diferentes densidades cada cuerpo conforma unos planos que deben mantener una coherencia. Cada uno de estos planos está conectado entre sí y lo que sucede en cada uno de ellos afecta a los demás. La pérdida de coherencia conlleva lo que nosotros entendemos como enfermedad en el mundo occidental.

El cuerpo humano emite radiaciones electromagnéticas, las frecuencias más conocidas son las asociadas al corazón (0.1-1.5 Hz) y al cerebro (1- 50Hz). Estamos familiarizados con el ECG y EEG, sin embargo, todos los órganos, células etc. tienen una onda asociada que podemos leer a través de sistemas de Biorresonancia. Se trata de un método de diagnóstico y tratamiento que permite la recuperación del equilibrio a través de la neutralización de las ondas electromagnéticas patológicas (por inversión de fase) y de la potenciación de las ondas beneficiosas para el organismo (interferencia constructiva). El objetivo de la biorresonancia es activar los mecanismos de defensa y regulación del propio organismo.

Los sistemas NLS (estudios de tipo No Lineal) nos ofrecen una evaluación funcional de todos los sistemas a través de la lectura de sus frecuencias. Si un sistema emite una frecuencia igual a la frecuencia óptima sabemos que funciona correctamente y cuanto más alejado esté de esta (diferencia de similitud espectral) más desequilibrado está. Esta diferencia se denomina ruido, un sistema sano carece de ruido, está en silencio.

En la imagen, vemos como objetivamos en Biorresonancia la distancia del patrón de frecuencias óptimo. La onda roja corresponde a la distribución óptima de cualquier órgano, molécula, ADN etc. y la azul representa la situación actual. A mayor diferencia de similitud espectral, mayor nivel de ruido y por tanto mayor disfunción.

Un sistema en estado ideal es un sistema en silencio. La línea roja (inferior) y la azul (superior) quedarían superpuestas. La idea del tratamiento es conseguir, mediante la emisión de frecuencias, sintonizar el sistema y que la diferencia de similitud espectral tienda a 0.

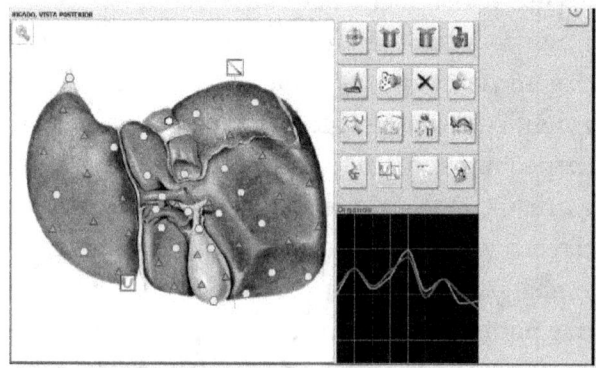

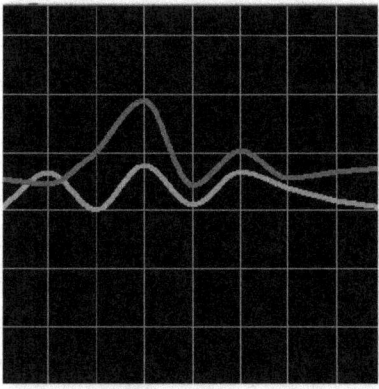

También podemos localizar tóxicos, patógenos, etcétera, ya que, evidentemente, también tienen una onda asociada.

Además, con los equipos de Biorresonancia podemos emitir una onda con las frecuencias terapéuticas y lograr así sintonizar el sistema. Las frecuencias pueden ser obtenidas del propio organismo, pueden ser invertidas, o las podemos obtener de elementos como las piedras, las plantas, remedios homeopáticos, etc. Con estos recursos, los tratamientos son absolutamente individualizados.

Aportamos la información necesaria para que el sistema logre reconducirse hacia la salud y el equilibrio. Si es necesario, para sostener el efecto, podemos copiar la información en un remedio, de esta manera le recordamos al organismo las veces que sea necesario, como deben de ser las cosas.

# LA RESONANCIA CUÁNTICA

### 1. CANALES DE BIOCOMUNICACIÓN

La importancia del agua y los dominios coherentes de las agrupaciones moleculares.

El organismo se comunica a través de canales químicos; hormonas, neurotransmisores, electrones, protones y a través de canales eléctricos mediante potenciales y el efecto piezoeléctrico. Sin embargo, la eficiencia del sistema no puede ser explicada por estos canales, un canal de transmisión complementario, a tener en cuenta, es la resonancia electromagnética. La resonancia es el proceso por el cual un campo de una frecuencia particular puede transferir energía vibracional de un objeto a otro. Si la frecuencia con la que actúa una fuerza externa coincide con la frecuencia de un sistema, la energía absorbida es máxima y entra en resonancia. Las moléculas pueden comportarse como antenas resonantes pudiendo irradiar y absorber campos electromagnéticos, pueden de esta manera interactuar sin contacto físico. Así, células del mismo tipo pueden reconocerse. Es un concepto de vital importancia para explicar el fascinante orden que mantiene la vida. Esta atracción de largo alcance es la base de una Bioquímica inteligente basada en un reconocimiento frecuencial.

Bajo esta premisa, podemos afirmar que emitiendo frecuencias a un organismo enfermo podemos transferir energía en forma de vibración, siempre y cuando la frecuencia externa coincida con la interna para lograr el fenómeno de resonancia. Esta energía se convierte en valiosa información para el organismo y a partir de esta, puede recuperar el correcto funcionamiento. Si el organismo tiene inercia, tiene la tendencia de volver al funcionamiento anterior, es cuestión de recordárselo las veces que sea necesario o buscar las causas que llevan al organismo a ese modo de vibración. Podemos emitir frecuencias a través de las manos, equipos de biorresonancia, música, etc. o podemos dar un remedio homeopático con la frecuencia curativa. A su vez, debemos asumir que si la frecuencia no entra en resonancia no lograremos ningún efecto terapéutico e incluso podemos colapsar el organismo si damos informaciones inadecuadas. En Biorresonancia manejamos el concepto de exceso de terapia y cuando se localiza este problema, el primer paso es resetear el sistema. Es como si hubiera mucho ruido que no permite escuchar, el primer paso es acallar el exceso de ruido.

## 2. IMPORTANCIA DEL AGUA EN LOS CANALES DE BIOCOMUNICACIÓN

Las moléculas pueden comunicarse mediante frecuencias resonantes con otras moléculas a través de agrupaciones de moléculas de agua, denominadas nanoestructuras. Estas agrupaciones de moléculas de agua forman dominios de coherencia, del orden de 100 nanómetros (1 nanómetro = 10-9 m). Estos dominios atrapan las ondas electromagnéticas, las vibraciones de las moléculas circundantes. Por resonancia, transmiten esta información a solutos ambientales específicos.

Las investigaciones más recientes demuestran que el agua posee una estructura supramolecular, capaz de almacenar información esencial para las moléculas y para toda la bioquímica de la vida. A través de éstas, se comunican las moléculas biológicas. El agua es el componente principal de la materia viva y parece que no es un simple agregado de moléculas independientes, sino un conjunto estructurado de moléculas interrelacionadas que vibran al unísono por un campo electromagnético atrapado en su estructura (agua estructurada).

Este fenómeno se produce por la creación de dominios de coherencia.

La coherencia dentro de las estructuras del agua en el cuerpo humano es la base de la coherencia del organismo entero. Es un estado en el que todas las partes vibran al unísono y la entropía es mínima. En los dominios de coherencia la partícula pierde su carácter corpuscular, tiempo y espacio no están definidos y todo está interconectado.

Las estructuras del agua donde se genera este comportamiento como una totalidad no divisible se denominan dominios de coherencia.

Estos dominios de coherencia forman nanoestructuras que tienen una extensión de unos 100 nanómetros. En cada dominio hay aproximadamente 107 moléculas de agua. Se forman espontáneamente originados por la inestabilidad del estado energético base de las moléculas de agua. Esta inestabilidad se traduce en que los electrones en sus estados base captan energía cuantizada provenientes de las fluctuaciones del vacío cuántico. Se produce un acoplamiento entre esos electrones excitados y las fluctuaciones electromagnéticas. La longitud de onda es la que determina la extensión de los dominios de coherencia.

Como consecuencia de la absorción energética se producen transiciones electrónicas sincronizadas entre el estado base y el estado excitado de, al menos, 10 millones de moléculas de agua. Los electrones pasan de su nivel base al nivel excitado. Las moléculas debido al estado de coherencia oscilan entre los dos estados.

Cuando el dominio de coherencia recibe energía externa la almacena en forma de vórtices de electrones presentes en el propio dominio.

La homeopatía utiliza esta propiedad de almacenamiento de información en la estructura supramolecular del agua. En las diluciones homeopáticas, aún superado el número de Avogadro (10-13), el agua no es agua, es agua estructurada. Además de diluir el remedio se debe agitar con fuerza ya que la sucusión crea nanoburbujas en la superficie y se crean los dominios de coherencia. Dentro de los dominios de coherencia hay radiación electromagnética que conserva información. Se pueden crear millones de dominios por ello, se puede codificar cualquier cosa, cualquier molécula, un órgano entero...

El agua puede ser estructurada por moléculas biológicas. Se estructura en dominios de coherencia. A mayor dilución más dominios de coherencia y por tanto más potencia del remedio.

Diferentes terapias bioenergéticas parecen encontrar explicación desde la compresión de los dominios de coherencia. Al aportar energía externa con información curativa pueden formarse dominios de coherencia que atraparán esta información sanadora. El Reiki es dar energía con intención curativa, la biorresonancia emite ondas que armonicen el sistema o que restablezcan el orden como si pudiéramos volver a sintonizar el organismo en su frecuencia óptima.

Desde este punto de vista la medicina bioenergética buscaría restablecer el orden y por tanto la salud a través de la energía en forma de información.

Todas las moléculas presentes en el dominio de coherencia están instantáneamente relacionadas entre sí por una relación llamada fase electromagnética. Esta, transporta información a lo largo del organismo a velocidad superior a la de la luz. Por ello observamos efectos casi inmediatos multisistémicos en las terapias bioenergéticas. Podemos actuar con potenciales externos sobre la coherencia de los sistemas y será un efecto no local, multisistémico y simultaneo.

## 3. EMISIÓN BIOFOTÓNICA

Los organismos vivos emiten fotones en el rango de la luz ultravioleta de forma espontánea. De las células se desprende una radiación sutil extremadamente débil en forma de fotones coherentes. Dicha radiación tiene un papel importante en la regulación de la célula (procesos bioquímicos y morfogenéticos) y especialmente en el ADN (reparación y reproducción celular). La información que transportan es inmensa.

La distribución espectral de los biofotones cubre la franja de los 200 hasta los 1300nm y muchos de ellos son emitidos por las células vivas. Los fotones de la franja visible están relacionados con reacciones metabólicas, como por ejemplo la peroxidación lipídica (degradación oxidativa de los lípidos) y los fotones del rango ultravioleta, ligados al ADN.

Según el biofísico Albert Popp, el sistema de comunicación corporal está compuesto por una compleja red de frecuencias de resonancia. La emisión biofotónica indica el estado de salud (menor emisión), que varía a lo largo del día con la alimentación, enfermedades, estrés, etc., y por supuesto con la sanación energética. La mayor emisión biofotónica viene de la cabeza y la parte superior del tronco.

Según Popp los biofotones sirven también para comunicarse diferentes organismos de la misma especie a través de los patrones de interferencia.

El campo de punto cero parece ser el responsable de la emisión biofotónica. El campo bioenergético podría estar relacionado con el campo de información, sustrato de toda manifestación material-energética, propuesto por Bohm. Según Bohm, el orden implicado constituye una esfera multidimensional donde cada una de las partes está relacionada de un modo no causal y no local.

### 4. EL SISTEMA DE BOMBEADO DE FROHLICH

Frohlich introdujo el concepto de coherencia en biología sugiriendo, que se observaba un comportamiento cuántico macroscópico en los seres vivos similar al condensado de Bose-Einstein.

Este estado cuántico de no-equilibrio, es el elemento central de la teoría biofotónica.

Los sistemas biológicos muestran vibraciones longitudinales (fonones ópticos) de frecuencias entre 1.011 y 1.012Hz que surgen de las propiedades dipolares de las membranas celulares, de los puentes de hidrógeno y probablemente de los electrones deslocalizados. Estas excitaciones conllevan relaciones de fase de largo alcance. A partir de cierto umbral, todas las moléculas vibran al unísono y se comportan como una unidad ya que comparten la misma función de onda.

Este proceso juega un papel fundamental en los organismos vivos, regulando procesos biológicos de suma importancia: actividad enzimática, almacenamiento de energía, crecimiento y mantenimiento del orden.

## CAMPO ELECTROMAGNÉTICO DEL CORAZÓN

El campo electromagnético generado por el corazón es el más potente del organismo, su fuerza es 5000 veces mayor que el campo generado por el cerebro y genera una corriente que fluye a través del sistema circulatorio. Cada corriente eléctrica crea un campo magnético y viceversa. El campo eléctrico del corazón es registrado por el ECG al igual que el del cerebro es registrado por el EEG, sin embargo, gracias a los avances tecnológicos es posible medir el campo biomagnético, con una resolución espacial mucho mayor.

Según el físico Patrick Drouot, si transformamos la señal eléctrica del corazón (mediante una ecuación) en longitud de onda podemos crear un sonido que reproduce en longitud de onda exactamente la tasa coherente de variabilidad cardiaca. El resultado es una hermosa melodía que pone en estado de coherencia nuestro corazón creando una reestructuración neurocardiovascular.

**COHERENCIA CARDIACA**

El corazón aloja cerca de 40.000 neuronas que forman un sistema nervioso independiente capaz de tomar decisiones. Puede cambiar de ritmo, aumentar su volumen o la presión sin tomar contacto con el cerebro. El corazón es el generador más potente de los patrones de información rítmicos en el organismo. Sincroniza todo el sistema a través de estos patrones y transmite información al resto del organismo a través del sistema circulatorio.

La coherencia cardiaca hace referencia a un patrón armónico repetitivo y estable del ritmo cardíaco. Se trata de una coherencia psicofisiológica que afecta o resuena en todos los órganos del cuerpo.

La coherencia cardiaca afecta a todos los niveles: salud física, comportamiento, procesamiento de información, relación interhemisférica, estabilidad emocional etc. La coherencia fisiológica es un estado de alta eficiencia fisiológica en el cual los sistemas nervioso, cardiovascular, endocrino e inmune están trabajando eficientemente y en armonía. Es la base del rendimiento y la salud óptima en el ser humano. Está demostrado que existe correlación entre los patrones coherentes del ECG y la actividad eléctrica del cerebro. Las emociones positivas crean armonía entre el cerebro y el corazón, generando sincronía, por el contrario, las emociones negativas provocan desorden en el ritmo cardiaco y el sistema nervioso.

El estado de coherencia cardiaca se puede medir y se puede fomentar a través de métodos de entrenamiento de coherencia cardiaca. Además, nos aportan una valiosa información acerca del estado emocional del individuo. Existen software capaces de traducir la información del pulso, medida a través de luz infrarroja, a gráficos sencillos de variabilidad cardiaca.

En los siguientes gráficos, podemos ver un ejemplo de patrones de ondas completamente diferentes. En el gráfico superior observamos un patrón correspondiente a un estado emocional incoherente caracterizado por un patrón ondulatorio errático. En el segundo un patrón que refleja un estado de alta coherencia, suave y sinusoidal.

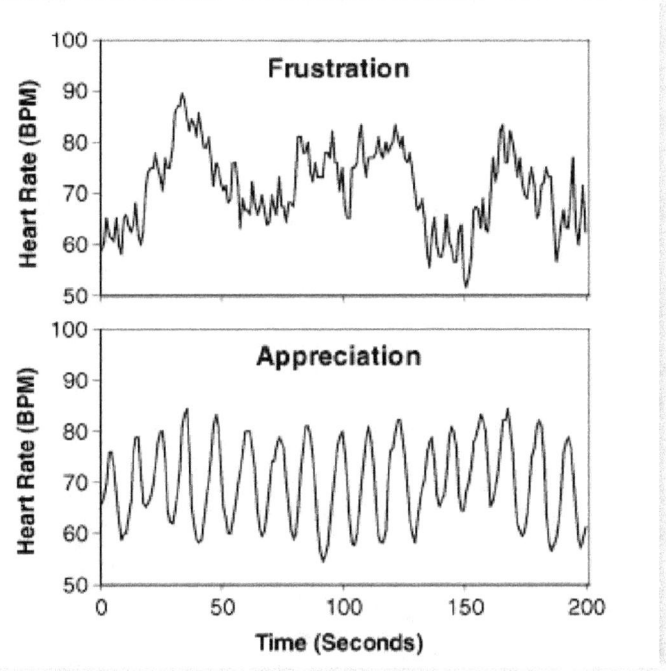

Parece ser que el corazón recibe información intuitiva antes que el cerebro, de ahí el término corazonada. Está directamente acoplado al campo sutil energético de información (campo de punto cero).

Mi experiencia cuando compruebo el efecto terapéutico de diferentes técnicas o sustancias es que es en el corazón, donde en primer lugar veo cambios. Parece el lugar donde primero llega la información para posteriormente gestionarse y distribuirse. Los sistemas de biorresonancia muestran siempre un aumento de energía y una mayor coherencia en el área cardiaca.

# DESPOLARIZACIÓN CARDÍACA. CAMBIO DE PARADIGMA. EL CAMPO CUÁNTICO DEL CORAZÓN

### Sergio Mejía

Este capítulo está dedicado a los Drs Francisco Torrent Guasp y Manel Ballester, cardiólogos de escuela con alto prestigio en el mundo científico, que se atrevieron con lo energético, con lo cuántico, con lo diferente a lo establecido y han generado una corriente de pensamiento que enlaza lo material con lo sutil. El capítulo es una trascripción ampliada de una charla que el Dr Manel Ballester dio, vía online, en medio del confinamiento de abril de 2020, como ponente del Máster de Terapia Neural organizado por el Dr David Vinyes.

Invito cordialmente al lector a buscar ese vídeo con ánimo de aprendizaje. Estamos a las puertas de entender nuestra realidad sutil, de comprender desde la experiencia la teoría de la física y la medicina cuántica. Estamos en el momento de un gran cambio de paradigma que nos llevará a encontrar en el corazón a nuestro órgano maestro. Este capítulo pretende, en el entorno de la Biorresonancia, dar un porqué a la pregunta de "si es verdad, demuéstramelo", que nace espontáneamente en el ser humano cuando algo que se da por hecho va a ser desplazado y redefinido.

## TEORÍA DEL CORAZÓN HELICOIDAL.

Es una teoría que tiene implicaciones que no son solo para la cardiología sino, sobre todo, para la medicina energética. Nos lleva a cambiar la visión del corazón y el sistema circulatorio aceptada por la medicina actual.

La anatomía convencional clásica derivada de la disección de cadáveres nos habla de dos aurículas, dos ventrículos, cuatro válvulas y dos tubos arteriales por los que la sangre es expulsada, dos venas cavas por las que la sangre venosa llega al lado derecho, y cuatro venas pulmonares por las que la sangre viaja desde los pulmones hacia el lado izquierdo del corazón. Anatomía clásica. Nunca se supo la distribución de las fibras miocárdicas del ventrículo. Se disecaba el corazón y encontraban un entrelazamiento muy complejo que nunca que nunca tuvo explicación en la anatomía convencional.

Esta anatomía se ha entrelazado con el electrocardiograma como representante del comportamiento eléctrico del corazón. Un nodo sinusal que se activa espontáneamente y sin una causa definida, generando un impulso en unas células, que viaja por un sistema de conducción que desencadena una contracción muscular gracias a la cual, el corazón como bomba propulsora, hace circular 5 litros de sangre por minuto por todo el cuerpo.

El Dr Torrent Guasp, 40 años disecando corazones de animales, averiguó que los ventrículos se pueden desenrollar. Es una sola cinta muscular única, que va desde la arteria pulmonar hasta la aorta. Ver gráfica. Es una disección manual hecha como quien pela una naranja con los dedos y no con instrumento cortante tipo bisturí. Al diseccionar de tal manera se desenrolla el corazón hasta que forma una banda muscular única, que va desde la arteria pulmonar hasta la aorta. En la mitad del despliegue hay un giro de 180 grados. Visualmente puedes ver la trayectoria de las fibras como un continuum muscular. Esta banda se enrolla sobre sí misma en forma de una doble helicoide. La parte azul es el ventrículo derecho, la parte roja es el ventrículo izquierdo basal y coincidiendo con el giro de 180 grados el miocardio baja, llega hasta la base y sube como otra helicoide. Es una doble helicoide, una que baja y una que sube.

El Dr Manel Ballester, recoge el testigo de Torrent Guasp. Tras años de investigación en el comportamiento del miocardio y las miocardiopatías clínicas, encontraron una técnica de resonancia magnética que indica dónde está el agua del cuerpo. El agua está alrededor de todas las fibras, cosa que solo puede ser vista con métodos de análisis in "in vivo". Aparece la tractografía (tractos de las fibras) a base de estudiar el agua y consiguen confirmar que, en resumen, las fibras miocárdicas del cuerpo se distribuyen según los hallazgos de Torrent Guasp. Estudios posteriores basados en hallazgos de resonancia magnética indican por dónde van los tractos de las fibras y esto ha sido publicado en un artículo de hace 8 años. Esto cambia la forma y la función del corazón tal y como lo sabemos.

## IMPLICACIONES DE LA ACEPTACIÓN DE ESTA TEORÍA

1. Interpretación del ECG que cambia completamente.
2. El campo magnético.
3. El corazón como antena.
4. El campo magnético cardíaco como impulsor de la circulación.
5. La coherencia cardíaca como sincronizadora.
6. La coherencia social y global.

**1. INTERPRETACIÓN DEL ECG.**

Quien quiera profundizar en cómo se entiende actualmente el electrocardiograma puede hacerlo en cualquier manual básico de electrocardiografía. De forma muy escueta, se entiende que la onda P es la activación de las aurículas, que el complejo QRS es la activación de los ventrículos que depende de la conducción entre aurículas y ventrículos, y la onda T es la recuperación o relajación de los ventrículos.

Nos concentramos en la onda T, que se creía que era la relajación del ventrículo.

En el ecocardiograma, la impresión al ver el ventrículo izquierdo es de una sola capa muscular. Al entender la teoría helicoidal se entiende que el miocardio del ventrículo izquierdo son en realidad dos capas sobrepuestas.

El trabajo descriptivo se consigue, desenrollando el corazón, pintando las capas de diferente color, se vuelve a enrollar el corazón y se corta en secciones como si fueran los planos del ecocardiograma. Lo azul es la pared del ventrículo derecho y el tabique interventricular, que en la eco parece homogéneo pero en el modelo el tabique tiene una parte que es el segmento descendente y otra parte que es el ascendente. El tabique interventricular no es homogéneo. Son dos capas que se cruzan en un ángulo de 60 grados. Ver gráfico.

En la explicación de la onda T hay un elemento importante que era la conducción radial desde el endocardio hacia el pericardio y esto está documentado por la electrofisiología. Al ver un corte transversal, este concepto de la distribución radial ya no se entiende. Hay que cruzar varias capas desde dentro hacia afuera.

Hay un gráfico publicado en el 2007 denominado: *ECG y presión intraventricular y del movimiento miocárdico a lo largo del ciclo cardíaco*. En dicho gráfico observamos lo siguiente. Cuando ocurre el QRS el miocardio casi no se ha movido. El movimiento ocurre en la onda T. . La onda T ocupa el espacio en el cual el corazón se mueve. La onda T es la activación ventricular. Dicho de otra manera, la presión ventricular izquierda el aumento coincide con toda la onda T y no con el QRS.

Eléctricamente primero se activa el endocardio y después el epicardio. Y va del ventrículo derecho hacia el ápex y luego vuelve a subir. No es una interpretación radial sino una interpretación de doble helicoide. Sigue las huellas del músculo para hacer su activación. Os recomiendo ver la publicación con F Carreras y J Oschaman (libro de medicina energética).

## 2. EL CAMPO MAGNÉTICO.

Nuestro cuerpo está como metido en una nube. Somos una nube. Antes se denominaba el aura. Ahora los científicos han escogido el término "biocampo" para denominar la parte del cuerpo que no se ve. En este biocampo lo que hay es información. ¿Cómo se deposita la información en ese biocampo?

El ABC del biocampo:
Lo descubrió Michael Faraday quien trabajó con circuitos eléctricos e imanes estudiando su interrelación. Cada vez que pasaba el imán por medio del dispositivo, sin tocarlo, el voltímetro daba una señal. Un imán puede inducir una corriente eléctrica. Nace entonces el electromagnetismo y establece el concepto de campo como un área de influencia, un área de actividad. Einstein dice que el campo es un área no material de influencia y enuncia que: "Podemos considerar la materia como una región del espacio en el cual el campo es extremadamente intenso. No hay lugar en este tipo de física para diferenciar el campo de la materia, ya que el campo es la única realidad. Por tanto, todo son campos, incluso el cuerpo físico en el cual habitamos".

### DEFINICIÓN DE LOS CAMPOS SEGÚN BRIAN SKINNER
¿De qué están hechos los humanos? De órganos. ¿De que están hechos los órganos? De tejidos. ¿Y los tejidos? De células. ¿Y las células? De organelos. ¿Los organelos? De proteínas. ¿Las proteínas? De aminoácidos. ¿Los aminoácidos? De átomos. ¿Los átomos? De electrones. ¿Los electrones? De campos de electro-

nes. ¿Y de qué están hechos los campos de electrones? Este es el límite del conocimiento científico actual.

¿Cómo se originan los campos? Ni idea. Sabemos que tienen información. ¿Cómo se estructuran los campos? La naturaleza está formada por campos muy distintos, desde las partículas subatómicas dentro de los átomos, las organelas dentro de las células, las células dentro de los tejidos hasta poblaciones, ecosistemas y galaxias. Es una jerarquía estratificada. Cada campo tiene su información. Todos los campos se integran como la gran orquesta del universo.

Los campos tienen su información y un papel importante en la memoria de todo lo vivo. Toda esa información está fuera de nuestro cuerpo. Este conocimiento está descrito en los trabajos de Saxton Burr (Teoría en Biología y Los patrones eléctricos de la vida). Primero aparece o se forma un campo, una matriz perfecta de lo que se va a desarrollar. Antes de que aparezca la rosa aparece un campo tridimensional que es como el molde. Cuando aparece lo material, lo llena. Eso pasa en una rosa y en un ser humano. Primero somos campos y luego lo llenamos con la materia que crece. Investigación precisa de cómo funcionan los campos en la biología y en la psicología (Carl Jung).

Se describe también que los campos contienen la memoria de lo pasado (Campos de Sheldrake). Los instintos del gato no se heredan genéticamente sino que están en los campos. Es un concepto conocido como resonancia holográfica cuántica (Schemp y cols. journal of cosmology 2011). Por esa resonancia el gato puede resonar con todos los gatos que lo han precedido. La memoria de los campos está asociado a un fenómeno de retroalimentación entre la memoria del campo y la realidad local. Aprende de los campos. Esa información se actualiza en función a las circunstancias cambiantes de la realidad física. Resuena con las memorias de sus ancestros y llega a la realidad local y desde allí se informa a los campos. Información bidireccional desde el campo hacia la realidad y viceversa. O sea que los campos también aprenden.

Este concepto nos explica el aprendizaje y la conducta biológica. El alambre de espino se utilizó a finales del siglo XIX para acotar el ganado en general. Tras la introducción en USA se produjeron lesiones horribles en animales. Los animales se desgarraban en el alambre de espino. A partir de cierto momento y en todo el mundo, los animales recién nacidos no se acercaban al alambre de espino o estructuras similares. Esto se ha definido como memoria colectiva secundaria a la dinámica de campos.

Los campos, el aprendizaje y la conducta biológica. Las generaciones cada vez se equivocan menos porque se instruye a través del campo colectivo. Este fenómeno está descrito en artículos científicos desde 1938.

Esto lleva a definir una dinámica de campos de instinto. Los campos determinan nuestra forma de actuar como personas. Nuestros instintos. Marcan los comportamientos basales de una familia, de un país, de una sociedad, etc.

Los grupos se organizan a través de campos. Las agrupaciones se mueven como un solo organismo respondiendo al campo del grupo. El grupo no tiene líder. No tiene que ver con la visión. Es lo que vemos con los grupos de cientos de estorninos en el aire o de peces en el agua. Cientos de individuos a gran velocidad que se mueven como uno. No se miran unos a otros. No chocan. Es consecuencia de la dinámica de los campos. En los seres vivos multicelulares con organismos complejos, dentro de los que incluimos al ser humano, el corazón actúa a través de los campos.

## 2.A. CAMPO MAGNÉTICO CARDÍACO.

El corazón es al mismo tiempo una estructura física y un campo magnético. Esta teoría obedece al principio de complementariedad expuesto por el premio nobel Niels Bohr. Se detectó en 1962 por un dispositivo cuántico con el que se consigue medir el magnetismo de cada uno de los órganos del cuerpo humano en unidades Tesla. En 1967 aparece la primera descripción del campo magnético cardíaco que tiene dos expresiones: Una magnética y una eléctrica. Son idénticas pero permanece un misterio y es: ¿cómo pasa la información del campo magnético al eléctrico? Se postula entonces que pasa de la nube a la electricidad a través de la ley de Faraday. Del campo magnético al campo eléctrico. No es solo un circuito sino que se hace a través de la dinámica de bobina. Enrollas miles de círculos, intensificas campos magnéticos.

Todos los tejidos en el organismo están estructurados como bobinas. Estructura seriada. El primero es el ADN (vueltas y vueltas). El ADN es un elemento clave en la renovación celular. Tiene que tener una información de detección de los campos en forma finísima. Las células de Schwan que rodean las neuronas tienen estructura seriada. Los conos y bastones de la retina. Las células miocárdicas. Todas estas organelas y tejidos tienen esa estructura preparada para recibir información de los campos. Es por eso que se conoce que los tejidos vibran en fase, homogéneamente. Y eso define el estado de salud de un órgano. Su longitud de onda. Su homeostasis bioenergética. Es cuestión de vibración cuántica en fase.

La estructura molecular seriada de los tejidos en forma de bobinas y su vibración cuántica permite descodificar los campos. Es así como se descarga la información al cuerpo físico de la información que hay en la nube.

Existen pues unos enlaces del biocampo al cuerpo por los que fluye esa información. En el cuerpo existe una matriz eléctrica capaz de captar señales magnéticas. Se le conoce como matriz de Oschman. Todo está hecho de colágeno que es un triple hélix envuelto en agua. La combinación de proteína y agua que la envuelve crea un cable semiconductor a la velocidad de la luz. A través de esas fibras estamos informados de todo lo que ocurre en todas las partes del cuerpo. El agua, que es cristalina, capta información y la transmite de esta forma.

**3. EL CORAZÓN COMO ANTENA.**

El cuerpo decodifica la información del campo que aporta el flujo energético. Ponemos como ejemplo el conjunto televisor y antena. La señal no está en el televisor. El televisor muestra en forma de imagen y sonido en una pantalla, aquella información que recibió a través de la antena, que fue emitida muy lejos de allí y que viajó en forma de ondas.

La medicina energética, milenaria, consecuencia de la observación sin aparatos, condujo a conclusiones que tenemos que aceptar que funcionan.

Hay tres formas de descarga de información:
- Los chakras. La medicina hindú, muchas filosofías ancestrales, culturas indígenas han hablado de estos centros energéticos demostrados ya con ciencia moderna. Helicoides, turbulencias que a modo de wifi, cada una tiene su área de influencia en un sector específico del cuerpo.
- Meridianos: Líneas que unen puntos de acupuntura. Puntos de baja impedancia electromagnética por donde se cuela la información. Lo desarrolla otro compañero en otro capítulo del libro.
- El corazón helicoidal (Modelo de Torrent Guasp). Oscham, padre de la medicina energética, establece sus bases científicas en una publicación de 2018 (Energy Medicine). En este gran libro de texto de medicina energética dice: El corazón helicoidal es una antena de recepción y de emisión. Es una antena escalar.

¿Por qué resuena con el universo cuántico el modelo helicoidal? Es una cinta de Moebius perfecta. Es una cinta sin fin. Es una de las diversas documentaciones para describir el efecto que relaciona la información del espacio cuántico sobre los campos magnéticos.

El modelo helicoidal del corazón describe entonces una superficie geométrica no orientable. Es un caso práctico del efecto AharonovBohm, fenómeno cuántico en el que la presencia de un campo magnético altera la propagación de una carga eléctrica, incluso cuando esta se propaga en zonas donde dicho campo no está presente. Descrito por primera vez por Werner Ehrenberg y Raymond Siday en 1949, recibe su nombre de los físicos Yakir Aharonov y David Bohm, que lo descubrieron de forma independiente en 1959. Se considera uno de los descubrimientos más importantes del siglo XX. La descodificación cuántica de la información.

La pregunta es: ¿Qué información pasa por esa antena?

Acudiendo de nuevo al electrocardiograma vemos como Torrent Guasp cuestiona: La onda PQ no es conducción eléctrica. No hay tal conducción eléctrica entre aurículas y ventrículos. ¿Cómo se puede interrumpir la electricidad de la conducción de la aurícula y el ventrículo como si la electricidad se fuera a tomar un café?

También se pregunta:¿Es la excitación sinusal espontánea? En la membrana celular de las células sinusales hay una molécula, CHN4, que son las "células de marcapasos". Ocurre porque sí y el nódulo AV conduce electricidad de aurículas a ventrículos. Estos son conceptos básicos actuales aceptados ampliamente por la comunidad médica y científica.

Fritz Louis Meitjler (profesor holandés con dudas sobre la conducción AV manifiesta en un artículo en 1980, antes del desarrollo de la electrofisiología, que el nodo AV no se puede mapear con la precisión requerida. Hay diversos estudios con técnicas sofisticadas que revelan que hay una interrupción eléctrica a través del nodo AV. Hay un gap. El grupo de Ballester desarrolla la propuesta para explicar este gap y esta interrupción: Interacción de campos. Dinámica concatenada de campos. Interacción campoantena CHN4. Modelos de transmembrana que son microantenas que decodifica la información que hay en los campos.

El único caso en el que permanece un remanente de conexión física entre las aurículas y los ventrículos es en lo que en cardiología conocemos como síndrome de pre-excitación ventricular (Wolf Parkinson White). En estos pacientes hay un fascículo anómalo (fascículo de Kent) que queda después de que las aurículas y los ventrículos se han separado físicamente. En este caso sí pasa la electricidad de las aurículas a los ventrículos. Ahora se realiza la ablación de ese haz de Kent.

La dinámica de campos concatenados es pues la teoría propuesta en un artículo de 2019 en el *Journal of Medical Hypothesis*. "todo el mundo habla de la medicina cuántica, pero:¡demuéstramelo!". Siguiendo estas hipótesis que confirman conocimientos ancestrales se puede entender la dinámica de muchos otros órganos.

La onda PR está medida en todas las especies animales (Campos de Sheldrake). El funcionamiento del sistema eléctrico cardíaco viene determinado por una dinámica de campos y es específico para cada especie. La electricidad es una parte pero otra es la secuencia de concatenación, en función con la evolución de la especie estudiada. El campo cardíaco tiene instrucciones de cómo debe funcionar el corazón de forma coherente. Si el campo cardíaco se desestructura, el corazón puede llegar a disfuncionar. El cuarto chakra, antena receptora de información emocional para el campo cardiaco, que no solo energiza al nodo sinusal sino también al miocardio, las arterias, etc. En este

concepto hay un salto de la parte eléctrica a todo lo demás, "que no tiene por qué no ser". Aquí encajan las explicaciones de las causas de incoherencia del campo cardíaco:
- Decepción, pena, tristeza, frustración, culpa y soledad.
- Alteraciones del campo geomagnético y actividad solar.

Estas causas tienen ciertas consecuencias clínicas, a saber: Dolor torácico, disnea, palpitaciones, arritmias, angina, infarto de miocardio, miocardiopatía dilatada y muerte súbita.

### 4. CAMPO MAGNÉTICO COMO IMPULSOR DE LA CIRCULACIÓN.

Dejamos la dinámica de los campos. La teoría hidráulica dice que el corazón es una bomba que impulsa 5 litros de sangre cada minuto.

La arteria aorta es un conducto curvo. La propulsión dinámica, en lugar de abrir la aorta (como sucedería con una manguera) la cierra. Cierra el ángulo aórtico. Es porque la dinámica de la sangre se parece más a una dinámica de tornado con presión negativa que a un vacío que crea remolinos. En la circulación todo es tornados.

Padre de la ciencia de la Terapia de Polaridad, el Dr. Randolph Stone (1890-1981) dedicó su vida a demostrar que todas las dimensiones del ser humano son importantes en la expresión saludable de la vida. El Dr. Stone se expresó con sorprendente simplicidad y claridad empleando un estilo caracterizado por un "flujo de conciencia inspirada", demostrando ser así un comunicador singularmente eficaz de las verdades sutiles.

El legado de su técnica y trabajo terapéuticos se condensa en el volumen Terapia de Polaridad Obras completas (Escuelas de Misterios Ediciones, 2007), un referente para terapeutas de todo el mundo. El Dr Stone dice: "Los circuitos inalámbricos de energía tienen más que ver con la circulación que con la fuerza mecánica del corazón como bomba". Es el campo magnético el responsable de toda la circulación de la sangre ya que genera una corriente energética que fluye a través del sistema circulatorio.

### 5. LA COHERENCIA CARDÍACA COMO SINCRONIZADORA.

Hay que sincronizar trillones de células, cada una con más de 100 mil funciones por segundo, y cada segundo se renuevan 10 millones de células. Tiene que haber una inteligencia online para coordinar todo esto. Todo en el organismo y en el mundo se sincroniza por vía cuántica. ¿Quién sincroniza? El corazón. Al no ser el motivo de este capítulo no nos extenderemos en el tema de la coherencia cardíaca, pero sí se deja una invitación para ahondar en las investigaciones de "The heart math institute" y sus seguidores sobre las emociones positivas y su repercusión sobre la coherencia. El enfoque en el área cardíaca a través de una emoción positiva provoca un cambio de una actividad errática a una actividad coherente sinusoide. Cuando la coherencia aumenta en un sistema individual que está acoplado a otros sistemas, puede tirar de ellos a una sincronización (Tiller et al, 1996). Ejemplo de esto es la sincronización de la menstruación en mujeres que trabajan y se lo pasan bien juntas.

Además de esto, Childre y cols. llevando el concepto de coherencia cardíaca a las empresas, han conseguido demostrar que el cuerpo aprende a estar bien y a mantener su coherencia en el tiempo (Campos de Sheldrick). Los beneficios conseguidos cuando un individuo y los que le rodean aprenden a vivir en coherencia, se pueden mantener en el tiempo, posiblemente como consecuencia de lo que hemos mencionado anteriormente: el campo también aprende.

## 6. LA COHERENCIA GLOBAL Y SOCIAL.

Mae Wan Ho (1941-2016) dice: "Un ser vivo es un dominio de actividad coherente autónoma que se coordina a través de un continuum, desde la actividad molecular, a la macroscópica y a niveles sociales". En su libro "The rainbow and the worm. The physics of organisms".

Un típico ejemplo de coherencia cuántica es el vuelo de los pájaros estorninos. Se estudia su trayectoria tridimensional y se comprueba que los pájaros se comportan como una unidad. El momento de giro es el punto débil del grupo y la pequeña reducción de la coherencia es aprovechada por el halcón peregrino para atacar al grupo.

Los seres humanos, con nuestra peculiar forma de ver la vida que nos rodea, condicionamos de forma independiente a los instintos, nuestro movimiento cuántico. En los momentos de vulnerabilidad por debilidad de la coherencia, se producen grandes retrocesos que incluso pueden llegar a poner en riesgo nuestra supervivencia como raza.

¿Es posible la coherencia social en humanos? Para eso debemos entender dos enunciados irrefutables:
- El amor es el elemento nuclear del cuarto chakra.
- La colaboración parece ser un elemento fundamental en todo lo vivo.

# CONCLUSIÓN

En el modelo reduccionista de la ciencia médica actual, corazón físico y emociones no se relacionan más que en una somera descripción del estrés emocional como factor de riesgo cardiovascular, que intentamos paliar con ansiolíticos y terapias psicológicas.

La teoría del corazón helicoidal, que nos presenta al corazón como una antena, previo entendimiento de la teoría de campos, nos abre un increíble espacio para el desarrollo de la consciencia del ser humano como ser sutil, gracias al uso de herramientas del entorno biofísico como la Biorresonancia.

# MODELO HOLOGRÁFICO DEL SER HUMANO

Mar Alonso

## MODELO HOLOGRÁFICO DEL SER HUMANO. EL CAMPO HOLOGRÁFICO DE INFORMACIÓN

En base a los principios de la cuántica podemos construir un modelo holográfico del ser humano. Si atendemos a la red de interconexión cuántica no local, existe la posibilidad de interconexiones instantáneas en el organismo siempre y cuando se mantenga un estado de coherencia. En este modelo cada parte contiene la información de la totalidad.

### 1. CONCEPTO DE HOLOGRAMA

El concepto de holograma es fundamental. Para comprenderlo es necesario conocer cómo se obtiene en la práctica un holograma.

El holograma es la respuesta de un haz de luz láser sobre un espejo semiplateado. Una parte del haz se reflejará hacia el objeto y la otra la trasmitirá hasta la placa fotográfica. El objeto hace reflejo de la luz y envía directamente a la placa donde interfiere lumínicamente con la que trasmitió el espejo.

El patrón de interferencia así obtenido será un holograma cuya estructura estará formada por un intrincado esquema de puntos brillantes y oscuros. En dicho modelo se pliega toda la información óptica del objeto, con la particularidad fundamental, de que cada porción del holograma contiene a su vez toda la información plasmada en el holograma completo.

En la placa, al ser iluminada con luz láser, aparece la imagen holográfica que reproduce tridimensionalmente el objeto, que muestra la información óptica desplegada.

Un holograma, por tanto, no es más que una superposición de ondas. Cualquier parte del patrón de interferencia contiene la esencia de la totalidad. La característica principal de la luz láser es que es un haz unidireccional y coherente, se propaga en una dirección única y las ondas están en coherencia de fase.

La forma humana es, en realidad, un modelo holográfico compuesto por miles de células, con sus frecuencias vibratorias características según el tipo de célula. Según Peter Lastin, en la primera banda de frecuencias existen las réplicas de todas las células, la base del molde para el cuerpo humano. En la segunda banda de frecuencia existen los programas de todas las células y su funcionamiento. En la tercera existen células que conforman la bioquímica del cuerpo.

## 2. MODELO DE DAVID BOHM, UN UNIVERSO HOLOGRÁFICO

Según David Bohm, el Universo consiste en la interconexión de todas las cosas, propuso una visión no fragmentada del Cosmos. El orden del universo estaría más allá de la materia, de los quanta y del espacio tiempo. A este orden subyacente lo llamo orden implicado.

El orden implicado sería perfecto y contendría la información de la totalidad en cada una de sus partes, basta iluminar la parte para reconstruir el todo.

Sería como un inmenso banco de datos, donde no rige la ley de causa y efecto ni operan las fronteras espaciotemporales. Hay simultaneidad y sincronicidad. Es un proceso de pliegue y despliegue de una realidad multidimensional. Este dinamismo se denomina holomovimiento.

Para Bohm materia y mente son interdependientes y a la vez son reflejo de una realidad superior. En este modelo todas las partes están conectadas y lo que sucede a una parte afecta al Todo. Los estados superiores de conciencia están sintonizados con este orden invisible. Nuestra conciencia como un foco de luz coherente, similar a la luz láser decodifica la información almacenada en los patrones de onda. A mayor coherencia mayor posibilidad de acceso al inmenso mar de información que nos rodea.

## 3. MODELO HOLOGRÁFICO DE PRIBRAM

Pribram propone un modelo holográfico del cerebro basado el modelo de holograma.

Las sinapsis del cerebro contendrían millones de imágenes holográficas. Gran parte de los mecanismos fundamentales del cerebro, consisten en traducir la experiencia perceptual en transformadas de Fourier. Según la teoría de la transformación de Fourier una vibración puede ser reproducida por la suma de vibraciones sinusoidales simples formando una serie de harmónicos.

El modelo holográfico de la realidad plantea que todos los objetos de nuestro mundo son imágenes tridimensionales formadas electromagnéticamente, o sea, hologramas. El bioholograma codifica y proyecta el patrón del organismo vivo.

# EL ADN COMO PATRÓN HOLOGRÁFICO

1. TEORÍA ONDULATORIA DEL GENOMA DEL DR. PETER GARAIEV.

El ADN es un elemento crucial en el sistema de información del organismo. Es un emisor de radiación láser cuyas ondas crean hologramas de información. El holograma crea la estructura espacial, un modelo según el cual se construye el organismo. De este modo, las células embrionarias reciben la información en forma de ondas y dibujan así la plantilla de la futura estructura corporal. El misterio de la diferenciación celular puede ser explicado por la teoría ondulatoria del genoma. Desde una medicina mecanicista, es un misterio el porqué células pluripotenciales toman un camino u otro en su diferenciación.

El equipo de Garaiev considera el ADN como un biocomputador, los cromosomas actúan como fuente y receptores de textos genéticos, codificándolos y descodificándolos. Los cromosomas son capaces de transformar su propia radiación láser en ondas de radio y las polarizaciones de dichas radiaciones están conectadas no localmente y coherentemente a las ondas de radio. El aparato genético es no local. Este entrelazamiento permite un canal de comunicación superlumínica entre los billones de células que constituyen el organismo.

2. EL EFECTO FANTASMA

Está demostrado que el ADN en una cámara de dispersión expuesto bajo luz láser de baja intensidad experimenta un efecto "fantasma". Cuando se retira el ADN, se observa un efecto residual sobre el espacio ocupado anteriormente por el ADN. Esto se puede medir por la dispersión de luz por parte de este "ADN fantasma". Es como si se formara una estructura nueva de campo sobre el campo de punto cero. Esta nueva estructura, según el investigador ruso V. Poponin, se podría comparar a una serie de mini agujeros de gusano que harían de canal de comunicación entre diferentes dimensiones, captando y enviando información a través de estos canales.

Todas estas investigaciones apoyan la idea de que se puede programar el ADN mediante ciertas frecuencias electromagnéticas y acústicas, por lo tanto, aquí radica un papel fundamental, la utilización de ondas acústicas como el lenguaje humano y la música. Las frecuencias utilizadas como elemento terapéutico en biorresonancia, par biomagnético, balance polar electromagnético etc. pueden sintonizar y reprogramar el ADN. Además, cada vez se le da mayor importancia a la epigenética, una cosa es la secuencia genética y otra su expresión. Podemos modificar la actividad del ADN sin alterar la secuencia.

Cuando se interpreta una canción, conocer y leer las notas musicales es tan importante como hacerlo con el ritmo adecuado. De manera que, recuperar la salud, a veces consistirá en corregir la partitura y otras veces en dar la información de cómo leerla.

# LA CONCIENCIA DESDE LA FÍSICA CUÁNTICA

Mar Alonso

## LA CONCIENCIA COMO ESTADO CUÁNTICO COHERENTE

El ser humano constituye un complejo cuántico donde existe un patrón de onda. El patrón, se organiza de forma totalmente coherente, donde todas las partes funcionan al unísono. Como ejemplo recordar la extraordinaria coherencia de la emisión biofotónica por parte de las células y la coherencia de los dominios del agua.

Una primera aproximación a la conciencia es la de un estado cuántico coherente. Este estado permite acceder a niveles de información almacenados en el tejido espacio-temporal. La mente dirigida y unidireccional es el primer peldaño para acceder a esta información. Es como un rayo láser que proporciona la información tridimensional a partir de un patrón de interferencia. El estado de conciencia del observador es el primer instrumento para explorar el universo. A mayor coherencia mayor es el mundo que se abre ante nuestros ojos.

La conciencia es un sistema cuántico ondulatorio extremadamente coherente. Es un campo cuántico no local que organiza y estructura patrones de onda que tienen su origen en el campo de punto 0

# BIOFÍSICA CUÁNTICA DE LA MENTE

Durante las últimas décadas Penrose se aventura a explicar científicamente los procesos biofísicos que producen la experiencia consciente. En su último libro, *El camino hacia la realidad*, explica la estructura de la realidad a partir de tres mundos, el matemático, el físico y el psíquico.

### 1. LOS TRES MUNDOS DE PENROSE

Según Penrose, la realidad es una sola unidad clasificable en tres mundos. Por su consistencia eterna e inmutable el mundo matemático ocupa una posición especial. Los elementos matemáticos poseen una existencia que solo puede ser descubierta a través de la inteligencia. Es un mundo inteligible.

Existe también un mundo físico. La realidad sensible y perceptible a través de las sensaciones. Las ciencias físicas estudian las propiedades de este mundo dinámico e imperfecto. Es un mundo de luz y de procesos materiales explicables mediante las cuatro interacciones básicas de la naturaleza.

Por último, el mundo de experiencias psíquicas es el mundo psíquico donde acontece la conciencia. La conciencia es una propiedad psíquica de algunos seres materiales del mundo físico.

El mundo matemático es aprehendido por un ser físico y consciente. El hombre es el único ser del mundo físico capaz de conocer el mundo matemático.

La física cuántica abre nuevos horizontes para hallar la base física de la conciencia. Penrose se centra en adaptar el proceso de lo clásico a lo cuántico, es decir, en la medida de un sistema cuántico. Simplemente, se interpreta como una reducción cuasi-instantánea de la superposición de estados cuánticos de un sistema físico en un estado clásico concreto. Es el colapso de la función de onda en un estado clásico. La causa de este colapso es desconocida. Penrose plantea que:

La conciencia está relacionada con procesos físicos que no son computables (Teorema de incompletitud de Gödel)

El estado consciente es consecuencia de unos procesos físicos que ocurren en los microtúbulos de las neuronas.

El colapso de la función de onda no sigue el modelo descrito por la escuela de Copenhague (Decoherencia del entorno y/o proceso de observación medición) sino por un proceso de auto-colapso que denomina *Reducción objetiva*.

Integra la gravedad ofreciendo una visión unificada.

## 2. EL MODELO DE MICROTÚBULOS DE HAMEROFF-PENROSE

La pieza clave de este complejo entramado de física, matemáticas y biología es una estructura tubular de 25 nanómetros de diámetro y una longitud que alcanza el milímetro. Estas estructuras, denominadas microtúbulos están conformadas por proteínas denominadas tubulinas, dispuestas en un doble estado conformacional según la disposición de sus electrones, alfa y beta.

Los microtúbulos de las neuronas establecen y regulan las conexiones sinápticas y participan en la emisión de neurotransmisores.

Cada estado tiene una forma particular según la distribución de sus electrones. En el estado conformacional alfa los electrones están localizados hacia la parte superior, en el Beta hacia la parte inferior. En concordancia con el principio de superposición la tubulina se encuentra en ambos estados. Cada conformación corresponde a un estado cuántico y representa un bit cuántico (qubit). Cada microtúbulo genera múltiples qubits capaces de procesar cuánticamente la información. Durante el procesamiento de la información es crucial el mantenimiento de un estado de coherencia. Dicho estado de coherencia está sincronizado por los MAP´s, Microtubule Associated Proteins.

Los microtúbulos se asocian en estructuras más complejas los centriolos. Podemos considerarlos el cerebro de las células. Están formados por un conjunto de 9 tripletes microtubulares en forma cilíndrica.

Estos centriolos se agrupan por pares en estructuras de cruz. La ordenación de los centriolos es crucial a la hora de procesar la información. Cada eje de centriolo puede determinar, por ejemplo, el ángulo de llegada de un fotón. El hecho de poseer dos partes perpendiculares permite al centriolo determinar la dirección exacta de dónde viene la partícula. Los centriolos desempeñan un papel fundamental en los procesos de división celular, así como en la coordinación de otros procesos celulares, como, por ejemplo, el movimiento de la célula. Los microtúbulos pueden, de hecho, captar informaciones diversas, sean estas procedentes de los fotones de luz, de fonones (cuantos acústicos), electrones o incluso ondas gravitacionales.

Es importante tener en cuenta que al procesar la información cada microtúbulo incrementa su nivel de coherencia, suficientemente protegido de las perturbaciones del entorno, hasta que tiene lugar la transición cuántico-clásica a través de la reducción objetiva.

### 3. EMERGENCIA DEL PROCESO CONSCIENTE

En los microtúbulos cerebrales emerge una coherencia de forma espontánea a partir de las fluctuaciones del campo de punto cero, de forma similar a los dominios de coherencia del agua. Este estado de coherencia permite la superposición cuántica de los dos estados de la tubulina

Dicha coherencia se mantiene hasta que se produce una diferencia de materia y energía, superior al quantum de la gravedad. El resultado es un auto-colapso (Reducción Objetiva) que es irreversible. Esta reducción espontánea hace que se rompa el estado de superposición, declinándose el sistema hacia un estado alfa o beta.

Es el desplazamiento de las MAP (sobre un radio de 2nm) el que crea un incremento de energía superior al quantum de la gravedad, que causa la reducción objetiva. Es un proceso orquestado por las MAP.

Una estimación promedio es el desplazamiento sincronizado de 10 elevado a 9 tubulinas durante 500ms (milisegundos). Esto involucraría por término medio entre 100 y 1.000 neuronas. Es crucial esta modificación sincronizada del estado de estas moléculas de tubulina.

¿Cómo una información neuronal compleja puede cohesionarse para formar una idea, codificada en regiones dispares en nuestro cerebro, puede juntarse en nuestra mente consciente y generar una percepción unificada? A lo largo del cerebro habría una sincronización entre los diferentes microtúbulos (10 elevado a 9) generada a partir de la superposición coherente de los estados cuánticos de la tubulina. La coherencia cuántica no-local permite dicha interconexión instantánea. Para Penrose, la intuición matemática equivaldría a un estado más intenso de coherencia cuántica.

Otros investigadores al respecto dicen, que es el propio campo electromagnético del cerebro que explicaría la percepción unificada. El campo electromagnético haría que las neuronas entrasen en sincronía, o sea, sincronizaría los canales iónicos coherentes en regiones distanciadas del cerebro. Asimismo, por su parte, esta actividad sincronizada eléctrica de estas neuronas crearía este campo electromagnético, creándose un efecto loop.

## 4. HIPERCOMPUTACIÓN EN LOS MICROTÚBULOS DEL CEREBRO POR FOTONES SUPERLUMÍNICOS

Investigaciones llevadas a cabo por L.M. Caligiuri y T. Musha apuntan a la existencia de una especie de hipercomputación en el cerebro gracias al agua estructurada dentro de los microtúbulos y la existencia de una coherencia cuántica donde los fotones crean un campo electromagnético en fase con los constituyentes de la materia. Estos fotones tienen masa imaginaria y pueden viajar a velocidades superlumínicas. Este campo de fotones surge a partir de las fluctuaciones del campo de punto cero bajo ciertas condiciones. Cuando la materia alcanza una densidad de 0,310 g/cm3 las fluctuaciones del vacío con una energía de 12,06 eV empiezan a ponerse en un estado de coherencia en conjunción con el campo de la materia y a la misma frecuencia. De este modo, el campo electromagnético y el de la materia oscilan a una frecuencia común.

Se sabe que el agua estructurada en el interior de los microtúbulos y sobre la superficie de las tubulinas, aísla suficientemente el microtúbulo de las interacciones del entorno, y, por lo tanto, protegiendo el estado de coherencia. Asimismo, hay un apantallamiento por capas gelatinosas de citoplasma adyacentes al microtúbulo. Resumiendo, la dinámica coherente del agua dentro de los microtúbulos juega un papel primordial en el establecimiento de un orden de largo alcance en los organismos y en la formación de funciones de alto nivel, como, por ejemplo, la hipercomputación y la conciencia. Este establecimiento de unas correlaciones a larga distancia es provisto por la existencia de superdominios de coherencia.

A parte del modelo de Penrose-Hameroff, hay otros mecanismos cuánticos interesantes en la transmisión neuronal. Es un enigma cómo los canales iónicos en las membranas de las neuronas son tan eficientes y rápidos (100 millones por segundo). Son canales extremadamente selectivos.

Bernroider (Universidad de Salzburg) y Summhammer (IAT Universidad de Viena) realizaron una simulación mecánico-cuántica de un ion viajando a través de un canal. Comprobaron que lo hacía como una onda coherente, por lo tanto, deslocalizada. La onda asociada al ion oscilaba a muy altas frecuencias, transfiriendo energía a las proteínas circundantes mediante un proceso de resonancia. Por lo tanto, la coherencia cuántica juega un papel indispensable en la conducción iónica a través de las neuronas.

## CASO PRÁCTICO. ESTUDIO NEUROCOGNITIVO DE UN MAESTRO DE MEDITACIÓN

En este estudio, podemos observar y a la vez demostrar que los diferentes estados de conciencia tienen una repercusión en la estructura y función del sistema nervioso, y estos cambios son medibles.

Tal como David Bohm propone en su libro *Totalidad y orden implicado*, al igual que la materia genera estados macroscópicos de coherencia cuántica, el cerebro puede cohesionarse formando un todo. Este proceso requiere interacciones físicas no-locales que hacen que las neuronas dejen de comportarse como elementos individuales para hacerlo como un todo. David Bohm propone que la división de la realidad es artificial, es creada por el observador, la realidad es una totalidad indivisible. Al igual que un holograma, cada parte contiene implícitas todas las partes, cada porción de la realidad es una proyección de la total realidad.

La realidad es solo el orden implicado, el orden explicado es solo apariencia.

Normalmente, se utiliza para la evaluación del daño cerebral, así como para la valoración de la evolución de los pacientes con daño neurológico. En este caso, el cerebro que vamos a analizar es el un gran maestro de meditación. En el podemos ver los diferentes comportamientos de las neuronas en distintos estados de conciencia y podemos encontrar abismales diferencias anatómicas con un estudio de una persona normal. El hecho de que un estado alterado de conciencia modifique la función del cerebro nos resulta evidente, al igual que sabemos que el sueño lo hace, las ondas cerebrales cambian. Lo que, en mi opinión, resulta sorprendente es la modificación de la estructura. Este hecho demuestra los mecanismos que la biofísica cuántica plantea.

Los cambios anatómicos son el resultado de permanecer en esos estados largo tiempo, de manera que la estructura acaba adaptándose a la función. En ellos podemos encontrar una alarmante desaparición de sustancia gris a favor de la sustancia blanca. Parece que el hecho de soportar altos niveles de energía por parte del cerebro, lo modifica. El paso de gran cantidad de energía y por tanto de información, ha hecho que la estructura desarrolle axones con una capacidad de conducción muy superior a la media. Es, a la vez, llamativo como el organismo es capaz de adaptarse y hacer cambios incluso anatómicos. Esto nos lleva, sin duda, a confirmar que primero es la función y después la estructura, al contrario de lo que se enseña en las facultades de medicina. Dicha premisa lleva a la medicina a puntos sin salida como la embriogénesis: ¿Por qué células originariamente iguales toman caminos diferentes en la diferenciación celular? ¿Qué determina que una célula pluripotencial se transforme en hepatocito o en neurona?

Con el estudio podemos demostrar los cambios que suceden a partir de los diferentes estados de conciencia y por otro lado, podemos sospechar el entrelazamiento cuántico entre diversas áreas cerebrales para dar lugar a procesos cognitivos diferentes. Parece que, en las distintas ondas encontramos estados de sincronía. El pensamiento mecanicista ve los datos de manera secuencial y sin interrelación, pero el estudio es mucho más interesante desde la cuántica.

En el cuadro siguiente podemos ver datos de la medida de volumen de diferentes áreas cerebrales. Es absolutamente sorprendente encontrar un cerebro casi sin materia gris, con materia blanca 78 veces superior a lo que se considera normal y con un hipocampo con un volumen 99 veces superior a la media.

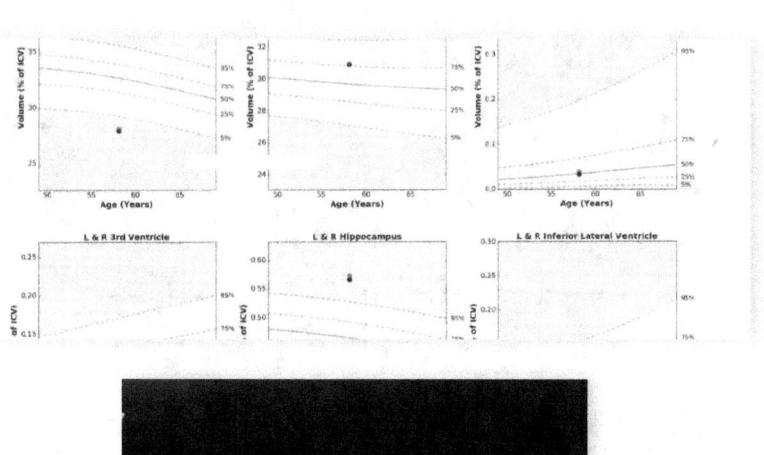

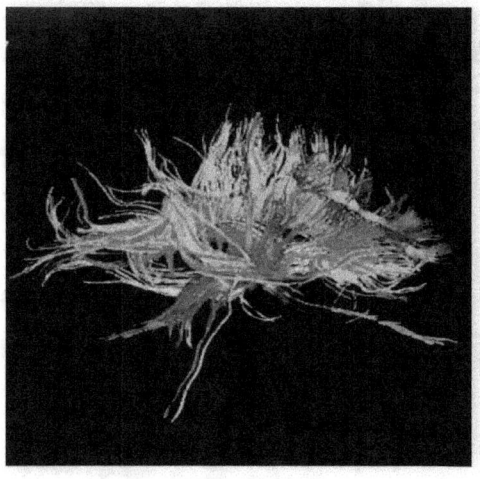

Para tener una referencia de normalidad tomamos el siguiente informe de un paciente normal. En el vemos que la mayor parte de parámetros están dentro del rango de normalidad excepto en la amígdala y en el área supramarginal (en relación a su patología).

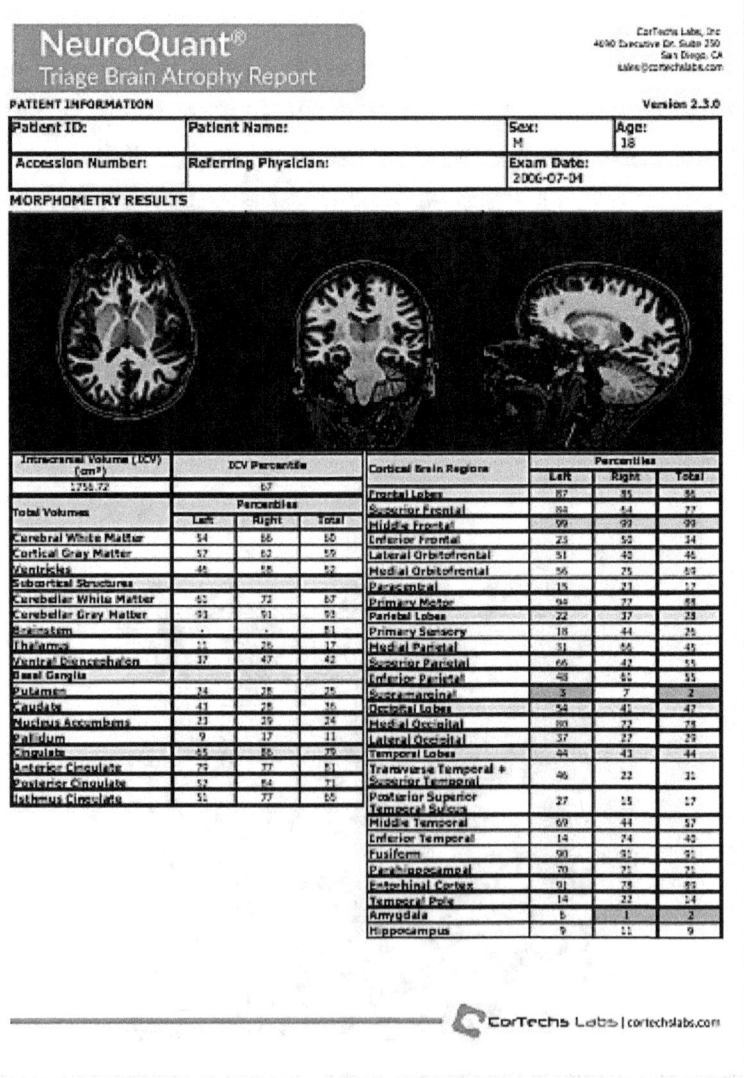

En las siguientes 3 páginas vemos el estudio neurocognitivo en 3 estados de conciencia: observación, concentración y meditación. Lo llamativo es que, aún midiendo estructuras, cambian los volúmenes según el estado de conciencia. La neuroplasticidad es impresionante. He mostrado el estudio a neurólogos, psiquiatras etc. y nadie sabe qué decir. Definitivamente el estudio del cerebro humano requiere la cuántica para poder comprenderse.

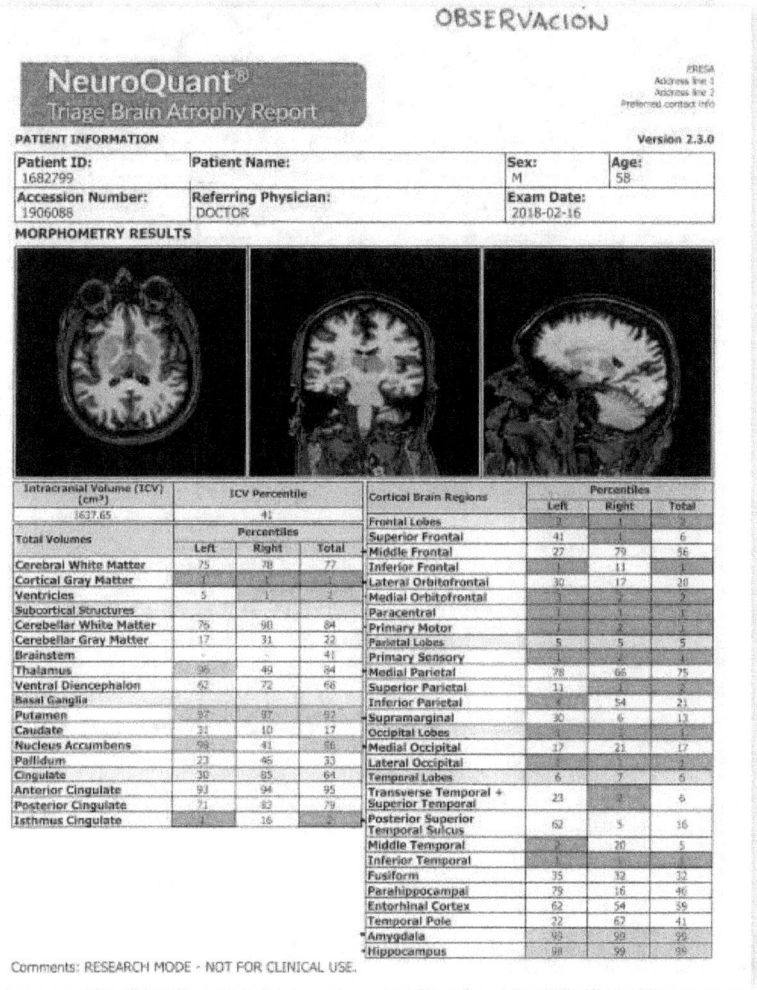

CONCENTRACIÓN

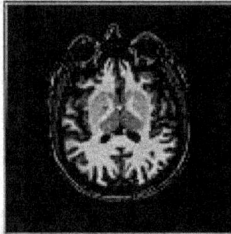
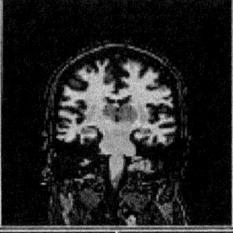
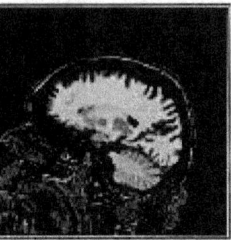

**NeuroQuant®**
**Triage Brain Atrophy Report**

PATIENT INFORMATION — Version 2.3.0

| Patient ID: 1682799 | Patient Name: | Sex: M | Age: 58 |
| Accession Number: 1906088 | Referring Physician: DOCTOR | Exam Date: 2018-02-16 | |

**MORPHOMETRY RESULTS**

| Intracranial Volume (ICV) (cm³) | ICV Percentile | | |
|---|---|---|---|
| 1631.18 | 35 | | |

| Total Volumes | Percentiles | | |
|---|---|---|---|
| | Left | Right | Total |
| Cerebral White Matter | 74 | 83 | 74 |
| Cortical Gray Matter | 1 | 1 | 1 |
| Ventricles | 6 | 1 | 2 |
| Subcortical Structures | | | |
| Cerebellar White Matter | 77 | 93 | 87 |
| Cerebellar Gray Matter | 22 | 34 | 27 |
| Brainstem | · | · | 19 |
| Thalamus | 99 | 62 | 93 |
| Ventral Diencephalon | 99 | 77 | 93 |
| Basal Ganglia | | | |
| Putamen | 93 | 96 | 93 |
| Caudate | 42 | 9 | 21 |
| Nucleus Accumbens | 99 | 54 | 93 |
| Pallidum | 29 | 42 | 35 |
| Cingulate | 29 | 83 | 62 |
| Anterior Cingulate | 91 | 91 | 93 |
| Posterior Cingulate | 84 | 89 | 87 |
| Isthmus Cingulate | 1 | 14 | 3 |

| Cortical Brain Regions | Percentiles | | |
|---|---|---|---|
| | Left | Right | Total |
| Frontal Lobes | 2 | 1 | 1 |
| Superior Frontal | 35 | 1 | 6 |
| Middle Frontal | 23 | 70 | 52 |
| Inferior Frontal | 1 | 6 | 1 |
| Lateral Orbitofrontal | 32 | 7 | 13 |
| Medial Orbitofrontal | 7 | 7 | 7 |
| Paracentral | 1 | 1 | 1 |
| Primary Motor | 1 | 4 | 1 |
| Parietal Lobes | 4 | 1 | 1 |
| Primary Sensory | 1 | 2 | 1 |
| Medial Parietal | 81 | 62 | 75 |
| Superior Parietal | 4 | 5 | 3 |
| Inferior Parietal | 7 | 20 | 12 |
| Supramarginal | 30 | 2 | 8 |
| Occipital Lobes | 2 | 1 | 2 |
| Medial Occipital | 18 | 29 | 21 |
| Lateral Occipital | 1 | 2 | 1 |
| Temporal Lobes | 4 | 6 | 4 |
| Transverse Temporal + Superior Temporal | 15 | 23 | 16 |
| Posterior Superior Temporal Sulcus | 96 | 9 | 28 |
| Middle Temporal | 1 | 1 | 1 |
| Inferior Temporal | | | |
| Fusiform | 26 | 25 | 23 |
| Parahippocampal | 60 | 15 | 45 |
| Entorhinal Cortex | 72 | 34 | 54 |
| Temporal Pole | 25 | 59 | 37 |
| Amygdala | 55 | 99 | 99 |
| Hippocampus | 99 | 99 | 99 |

Comments: RESEARCH MODE - NOT FOR CLINICAL USE.

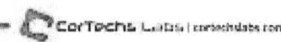

MEDITACIÓN

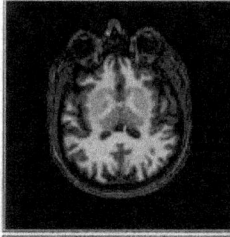
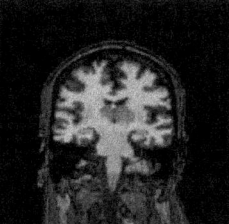
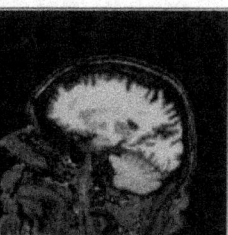

## NeuroQuant® Triage Brain Atrophy Report

**PATIENT INFORMATION** — Version 2.3.0

| Patient ID: 1682799 | Patient Name: | Sex: M | Age: 58 |
|---|---|---|---|
| Accession Number: 1906088 | Referring Physician: DOCTOR | Exam Date: 2018-02-16 | |

**MORPHOMETRY RESULTS**

| Intracranial Volume (ICV) (cm³) | ICV Percentile | | |
|---|---|---|---|
| 1631.52 | 39 | | |

| Total Volumes | Percentiles | | |
|---|---|---|---|
| | Left | Right | Total |
| Cerebral White Matter | 66 | 79 | 73 |
| Cortical Gray Matter | 2 | 2 | 2 |
| Ventricles | 6 | 1 | 2 |
| Subcortical Structures | | | |
| Cerebellar White Matter | 70 | 98 | 91 |
| Cerebellar Gray Matter | 24 | 26 | 24 |
| Brainstem | - | - | 39 |
| Thalamus | 96 | 55 | 91 |
| Ventral Diencephalon | 49 | 87 | 71 |
| Basal Ganglia | | | |
| Putamen | 98 | 93 | 96 |
| Caudate | 52 | 2 | 12 |
| Nucleus Accumbens | 99 | 39 | 95 |
| Pallidum | 31 | 45 | 38 |
| Cingulate | 44 | 81 | 67 |
| Anterior Cingulate | 90 | 83 | 89 |
| Posterior Cingulate | 94 | 97 | 96 |
| Isthmus Cingulate | | 8 | |

| Cortical Brain Regions | Percentiles | | |
|---|---|---|---|
| | Left | Right | Total |
| Frontal Lobes | | | |
| Superior Frontal | 45 | 1 | 7 |
| Middle Frontal | 19 | 75 | 47 |
| Inferior Frontal | 2 | 6 | 2 |
| Lateral Orbitofrontal | 30 | 7 | 13 |
| Medial Orbitofrontal | 2 | 1 | 2 |
| Paracentral | 1 | | 1 |
| Primary Motor | 1 | 21 | 3 |
| Parietal Lobes | 6 | 7 | 6 |
| Primary Sensory | 1 | 2 | 1 |
| Medial Parietal | 79 | 58 | 72 |
| Superior Parietal | 31 | | |
| Inferior Parietal | 11 | 60 | 31 |
| Supramarginal | 22 | 12 | 14 |
| Occipital Lobes | | 1 | |
| Medial Occipital | 36 | 25 | 29 |
| Lateral Occipital | 1 | 1 | 1 |
| Temporal Lobes | 8 | 7 | 7 |
| Transverse Temporal + Superior Temporal | 20 | 5 | 9 |
| Posterior Superior Temporal Sulcus | 53 | 15 | 26 |
| Middle Temporal | 2 | 15 | 5 |
| Inferior Temporal | 1 | | 1 |
| Fusiform | 52 | 17 | 31 |
| Parahippocampal | 75 | 20 | 47 |
| Entorhinal Cortex | 73 | 74 | 76 |
| Temporal Pole | 17 | 45 | 25 |
| Amygdala | 99 | 99 | 99 |
| Hippocampus | 99 | 99 | 99 |

Comments: RESEARCH MODE - NOT FOR CLINICAL USE.

Por otro lado, si analizamos las ondas cerebrales en diferentes áreas cerebrales encontramos áreas entrelazadas.

Vamos a escoger los datos de 4 sensores que muestran un estado de coherencia

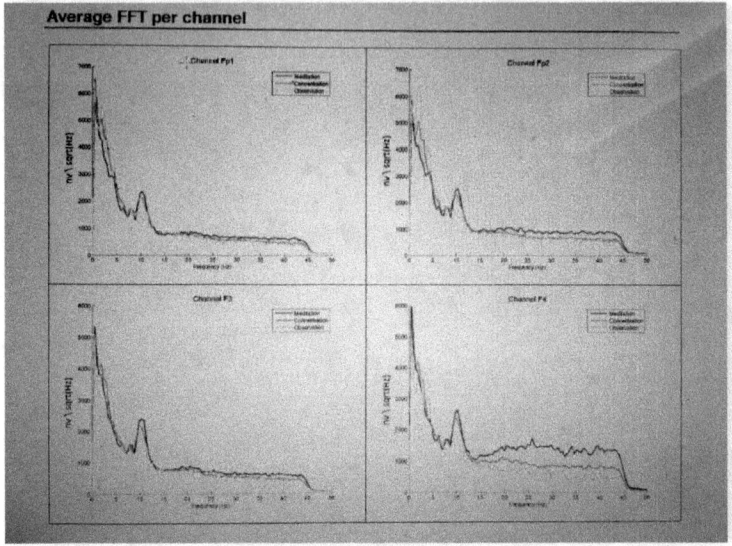

Si tomamos los datos de la frecuencia 10Hz en los sensores que muestran coherencia, obtenemos el siguiente gráfico:

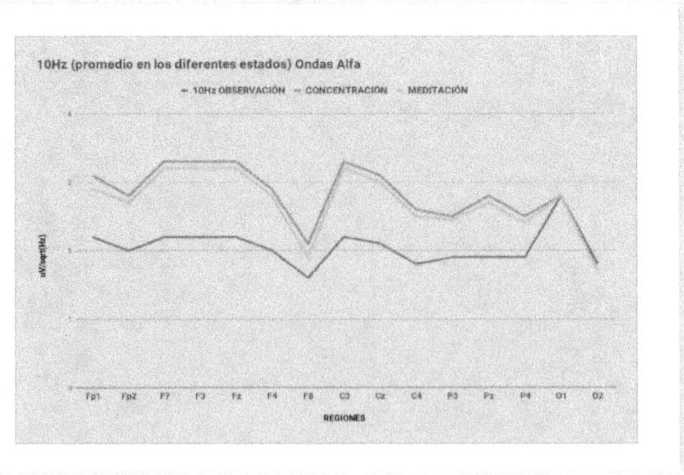

Podemos observar 4 sensores (f7, f3, fz y c3) que forman una meseta en el gráfico, es decir, tienen el mismo valor. Parece que el cerebro está transportando la misma energía en diferentes lugares y podemos sospechar que hay entrelazamiento cuántico no local. A su vez, esta condición podría cambiar las condiciones de frontera y con ello dar lugar a una mayor integración cognitiva.

Es solo un pequeño ejemplo de las posibilidades que nos ofrece la tecnología y una manera de ver no secuencial. Podríamos crear cientos de páginas solo con el estudio de este caso.

Lo real es lo no colapsado, las interferencias son una ilusión.

## CONCLUSIONES FINALES

En un momento histórico como el actual, en el que estamos asistiendo a un cambio de paradigma, la física cuántica es de vital importancia. Es la piedra angular para un nuevo modelo de pensamiento.

Nuestro mundo, en todos los ámbitos, tiene su base en una ciencia ya obsoleta. El modelo mecanicista ha de dar paso a un modelo mucho más integrador, a un modelo abierto y dinámico.

La medicina ha de entenderse de manera muy diferente. Todas las disciplinas, la química, la física, la fisiología, etcétera, deben ampliarse integrando la cuántica. Incluso la anatomía, como hemos visto en el caso práctico, se ve modificada. Asistimos a un momento de gran cambio, donde terapias como la homeopatía, son constantemente atacadas. La palabra pseudociencia es utilizada hasta la saciedad. No es más, que la resistencia al cambio. No es más, que una infinita ignorancia.

Los autodenominados científicos, tienen sus férreos fundamentos en la ciencia de hace unos cientos de años. Es hora de actualizarse.

# PERO, QUÉ ES LA BIORRESONANCIA

**Mar Alonso**

El cuerpo humano es un sistema de energías dinámico que se manifiesta en forma de ondas electromagnéticas. La Biofísica Cuántica explica cómo se generan estas ondas y qué naturaleza tienen. Hay una red de luz a lo largo del organismo, como ya dijo Fritz- Albert Popp cuando detectó los biofotones emitidos por las células, gracias a la emisión de esta luz ultra débil es posible la comunicación celular. Cada célula, cada órgano y cada tejido emite un campo electromagnético en forma de un espectro de frecuencias específico a través del cual se expresan y se comunican. Esta comunicación intercelular, puede verse alterada por deficiencias nutricionales, alimentación inadecuada, tensión emocional, estrés, tóxicos, radiaciones, etc., provocando una alteración en dicha comunicación intercelular. Estas interferencias provocan diversos desajustes, alterando la capacidad de autorregulación y de autocuración.

*Cualquier objeto material lleva incorporada una onda asociada solo por el hecho de poseer masa y estar en movimiento, es decir, tienen un patrón de frecuencias característico. Toda sustancia, toda célula, virus, bacterias, etc. irradia energía y posee, por tanto, una longitud de onda o frecuencia muy determinada y típica con una característica totalmente individual. Esta recibe el nombre de patrón de frecuencias.*

## EVALUACIÓN Y RECUPERACIÓN FUNCIONAL

Los equipos de Biorresonancia son capaces de leer estos patrones y de recuperar los patrones sanos a través de la emisión de frecuencias. A menor longitud de onda, mayor frecuencia y, por lo tanto, mayor la energía que se transporta. En el cuerpo humano los tejidos con menor nivel de organización, como el tejido óseo, tienen una frecuencia mucho menor que tejidos con un alto grado de organización, como el sistema nervioso.

Los dispositivos de Biorresonancia pueden registrar las ondas o patrones de frecuencia de las sustancias y determinar su efecto sobre el organismo. De este modo, se pueden conocer las cargas que hacen que una persona pierda su estado de salud (bacterias, virus, contaminación eléctrica, materiales odontológicos, alérgenos, etc.), conocer el efecto terapéutico de los remedios (fitoterápicos, homeopáticos, flores de Bach,etc.) y conocer la situación funcional de todos los órganos y sistemas.

## FENÓMENO DE INTERFERENCIA

La Biorresonancia permite la recuperación del equilibrio a través de la neutralización de las ondas electromagnéticas patológicas (por inversión de fase) y de la potenciación de las ondas beneficiosas para el organismo. Es decir, utiliza el fenómeno de interferencia de ondas para potenciar las ondas curativas (interferencia constructiva), los mecanismos de defensa, de curación y anular las ondas negativas (interferencia destructiva) como, por ejemplo, las ondas de microorganismos patógenos. El objetivo de la Biorresonancia es activar los mecanismos de defensa y regulación del propio organismo y recuperar la comunicación celular.

## TERAPIA

La terapia por Biorresonancia utiliza las ondas electromagnéticas como elemento terapéutico, trabaja con las frecuencias de ondas propias y frecuencias externas, aportando la información que el sistema necesita en forma de radiación. Se puede realizar mediante electrodos en contacto con la piel o por pulsos de campos magnéticos induciendo potenciales eléctricos dentro de los tejidos. Por ejemplo, mediante electrodos se recogen las frecuencias electromagnéticas en determinados puntos del cuerpo, se modifican en el aparato de Biorresonancia y se dirigen de nuevo al paciente. Entonces, entran en resonancia con las vibraciones corporales y les aportan un nuevo orden. La eficacia se basa en la capacidad para provocar una resonancia exacta, no tanto en la repetición del tratamiento o la intensidad de los impulsos eléctricos. Si las frecuencias detectadas son disarmónicas, el sistema crea una frecuencia contraria a la de la sustancia tóxica o el alérgeno que está provocando el problema de salud. Así se intenta provocar una reacción de adaptación correcta por parte del organismo.

Además, estos equipos tienen almacenadas las frecuencias electromagnéticas de múltiples remedios, que pueden ser usadas para la terapia. Al ser un efecto electromagnético evitamos cualquier posible interacción química, fármacos, alimentos, suplementos, etc.

Los equipos más avanzados operan en el rango de bajas frecuencias de 1 Hz hasta 150 kHz. Estas bajas frecuencias tienen una influencia decisiva sobre todos los procesos de nuestro cuerpo y juegan un papel importante en la regulación del mismo. Son especialmente importantes para nuestra salud, pues la mayoría de las enfermedades se manifiestan en estos rangos de frecuencias. Son frecuencias portadoras de información biológica (información extraída de Regumed Bioresonanz - www.regumed.de).

*La Biorresonancia utiliza ondas electromagnéticas similares a las fisiológicas para analizar el estado de salud, buscar las causas de las alteraciones y resintonizar los sistemas, recuperando así la homeostasis.* **Tipos de terapia**

En general, los dispositivos de Biorresonancia nos ofrecen 6 tipos de terapia. Los patrones de información recogidos del cuerpo se separan mediante un filtro especial en patrones de frecuencia patológicos y fisiológicos, que se denominan armónicos (H) y disarmónicos (D).

**a) Terapia de tipo A:** Los patrones de frecuencia recogidos de pacientes o de sustancias, no son invertidos, simplemente regresan al paciente de forma amplificada o atenuada. La terapia de tipo A se utiliza para aplicar órgano terapéuticos, medicamentos homeopáticos, fitoterápicos, etc. Se utiliza también como provocación para pacientes que se encuentran en un bloqueo reactivo y, también como provocación de cargas tóxicas residuales en el organismo.

**b) Terapia de tipo Ai:** Las informaciones biológicas recogidas del paciente o de sustancias, retornan al paciente en forma invertida, amplificadas o atenuadas. Este ajuste se utiliza para el tratamiento de alergias, así como para la eliminación de toxinas y en pacientes que se encuentran en estado Yang.

**c) Terapia de tipo H + Di:** Se separan los elementos fisiológicos (H) de los patológicos (D) del patrón de información del propio organismo y pueden amplificarse o atenuarse de forma diferente e introducirse de nuevo en el paciente. En este proceso (Di) se invierten los patrones patológicos de frecuencia terapéutica más suave. Se utiliza preferentemente en aquellos pacientes con cargas generales todavía intensas y/o en el caso de pacientes relativamente desequilibrados en el plano energético.

**d) Terapia de tipo H:** Se separan los elementos fisiológicos del espectro global y se introducen de nuevo en el paciente, pero modulados y amplificados o atenuados. Este tipo de terapia se utiliza en pacientes con agotamiento crónico o con un estado energético pobre.

**e) Terapia de tipo Di:** En este tipo de terapia sólo retornan al paciente para su tratamiento informaciones patológicas de forma invertida, atenuada o amplificada. Se utiliza principalmente en el tratamiento de campos interferentes, estados agudos e infecciones.

**f) Terapia de tipo Ai+A:** Las terapias A1 y A se utilizan en alternancia rítmica. Esto significa una alternancia entre inhibición y provocación. Se utiliza en pacientes con bloqueo reactivo y en caso de sobrecargas tóxicas residuales.

| TIPO DE TERAPIA | INDICACIONES |
|---|---|
| A | Aplicar medicamentos/bloqueo reactivo/provocación |
| Ai | Intolerancias/alergias/eliminación de toxinas/estado Yang |
| H+Di | Cargas intensas/desequilibrio energético |
| H | Agotamiento crónico |
| Di | Campos interferentes/infecciones agudas |
| Ai+A | Bloqueo reactivo/sobrecargas tóxicas residuales |

# BASES FÍSICAS Y ELECTROMAGNÉTICAS DE LA BRM

#### Pedro Rodríguez

A mediados del S.XX Morell y Rasche propusieron el primer sistema de Biorresonancia basándose en la bioimpedancia de los denominados acupuntos. Estas investigaciones también fueron propiciadas por otros autores que generaron sus propias escuelas.

Si tuviéramos que establecer las bases físicas y energéticas de la Biorresonancia podríamos decir que se establece por el entramado energético de los acupuntos y su respuesta por todo el tejido conectivo, nervioso y vascular y el feedback que reporta a los dispositivos. Este entramado viene propiciado desde sus orígenes embriológicos y pueden ser estimulados tanto desde inducciones bioeléctricas hasta señalización por sonidos de baja frecuencia.

## ANATOMÍA DEL ACUPUNTO

Los puntos de acupuntura disponen de ciertas propiedades de bioactividad eléctrica y disminución en la resistencia cutánea, relacionados con un incremento en la actividad metabólica del óxido nítrico. Mapeados por todo el cuerpo de forma análoga, pueden diferenciar su ubicación más externa según variables como regiones musculares más tonificadas o singularidades anatómicas propias. Los estudios llevados a cabo sobre la bioactividad de los acupuntos determinaron que éstos suelen ubicarse en zonas similares en diferentes individuos (Hyvärinen y Karlsson, 1977) y de trazado aproximado en animales de laboratorio (Chiou et al, 1998), siendo analizados a través de diferentes técnicas (Ahn y. Martinsen 2007): resistencia eléctrica, impedancia y el potencial eléctrico

El acupunto forma parte de un sistema de soporte regulador entre la fascia y el sistema nervioso central. Desde un punto de vista pragmático el acupunto es un sistema diagnóstico pasivo que puede ser medido por impedancia y un sistema activo de tratamiento mediante su estimulación directa por presión, inyección o por activación miofascial. Aun así, no somos capaces de explicar de forma coherente cuál es la función basal del acupunto dentro del esquema de la fisiología humana, consciente de sus fuertes aferencias con el sistema nervioso, tendino-ligamentoso y vascular.

Sabemos que el acupunto tiene una estructura propia, que se origina desde el momento de la gestación de cualquier animal y que se relaciona con:
- El desarrollo visceral.
- El proceso de metamerización.
- El glomus.
- El sistema miofascial.

El desarrollo de las estructuras a través de las tres capas embrionarias produce una diferenciación pero que llega a mantener una suerte de memoria celular entre los acupuntos más distales (por ejemplo el pie) y los órganos con los que conecta. Esta memoria celular se reafirma a través del sistema nervioso y la arquitectura miofascial de seres humanos y animales.

Entendemos el punto de acupuntura como una estructura biológica ubicada a lo largo del cuerpo humano, tanto en las capas superficiales, como en las más profundas y viscerales conformada por colágeno, fibras de elastina, un cúmulo dendrítico nervioso amielínico y una anastomosis arteriovenosa, constituyendo el soporte de un *paquete neuro-vascular*.

Los acupuntos parecen ubicarse por toda la anatomía animal en regiones denominadas glomus, resultado de migraciones durante el período fetal de los simpáticos blastos, células neuroepiteliales y mioepiteliales. Podemos localizar mayor disposición de glomus en:
- Coyunturas arteriovenosas capilares.
- Células Glómicas.

No todos los glomus constituyen puntos de acupuntura. Otras características de los acupuntos son:
- Presentan siempre la característica de ser puntos de baja impedancia.
- Los acupuntos pueden disponer de 1 a varios glomus arteriovenosos, observando que los puntos más frecuentes en la práctica clínica pueden contener hasta cinco.
- Su estimulación lleva a cabo liberación de catecolaminas

Los acupuntos están inervados por una red neurovascular compleja que transmite la señal al córtex cerebral a través del nervio parental aferente, vía médula espinal y tálamo.

Los acupuntos están distribuidos de diferentes maneras:
- De manera lineal: generan un itinerario en forma de meridiano donde se recoge cada órgano y víscera del cuerpo dentro de la ruta.
- En forma de microsistemas: Además del recorrido lineal, los acupuntos se organizan en pequeños mapas que contienen información propia y que responden a todas las teorías de microsistemas generados: auriculoterapia, iridología, tortuga celestial, Yamamoto, reflexología podal. Algunas escuelas refieren que estos conocimientos son los verdaderos orígenes de las tradiciones de acupuntura.

## CONECTANDO ACUPUNTOS Y BIORRESONANCIA:

A partir de la segunda mitad del S.XX autores como J.E.H. Niboyet, R. Voll y Yoshio Nakatami diseñaron respectivos dispositivos electrónicos y estrategias de trabajo con el fin de profundizar en la investigación del fenómeno.

La bioactividad de cada acupunto es particular y única, sin valor significativo si no es comparada con un marco de referencia. Estos marcos vienen guiados por estudios basados en bioimpedancia (evaluación de corriente exógena) y bioelectricidad, que evalúa la corriente endógena del individuo y, hemos aprendido a medir con diferentes instrumentos.

Basado en los estudios de Yoshio Nakatani y Kumio Yamashita en la década de los cuarenta del S.XX, los autores establecieron que:

- El punto de acupuntura medido en su forma basal (sin lesión) presenta menos resistencia eléctrica que el meridiano energético dentro del cual transcurre su recorrido.
- El punto de acupuntura de una zona lesionada ofrece una resistencia eléctrica aún menor que la bioactividad habitual del mismo acupunto.
- A mayor bioactividad eléctrica de la zona se recogerá menor resistencia ante una corriente de bajo voltaje.

A lo largo de su investigación los autores establecieron una relación de diversas patologías y cómo afectan al trazado del meridiano que estaban evaluando. Tras la casuística estudiada establecieron una gráfica que denominaron Ryodoraku. Para los autores los resultados de Ryodoraku se deben a una neuromodulación del sistema nervioso Autónomo (Nakatani, 2018).

Al igual que otros autores de su época, lleva un trabajo sobre la bioactividad del acupunto. Al contrario que el sistema Ryodoraku, Voll decidió establecer una modificación de la nomenclatura de los meridianos con el fin de distanciarse de la Medicina oriental, denominándose Meridianos de la Degeneración; aunque los trazados que utiliza para la evaluación son exactamente los mismos; el estudio es mucho más analítico recorriendo cada uno de los Puntos Ting de Acupuntura de los diversos meridianos, hasta llegar a unos 850 puntos distintos. También utiliza meridianos paralelos a los habituales de la MTC.

A través del Ohómetro (nombre que recibió el dispositivo creado por Voll) era capaz de medir por bioimpedancia de la piel que definía en parámetros de 2 a 4 mill de OHMS y de 100.000 Ohms en los acupuntos, afectándose en caso de enfermedad o patología subclínica.

## VOLL DOTÓ DE UNOS NIVELES DE MEDICIÓN Y EXPLICACIÓN A CADA UNO DE LOS RESULTADOS:

| 90-100 | Inflamación total del órgano que se mide |
|---|---|
| 66-80 | Irritación acumulada |
| 56-65 | Irritación en el área fisiológica |
| 50 | Estado ideal |
| 40-46 | Enfermedades en degeneración incipiente |
| 30-40 | Enfermedades en degeneración avanzada |
| 20-30 | Degeneración considerable |
| 10-20 | Estados finales de una degeneración: Atrofias, cáncer, etc. |
| 0-10 | Estado anterior a la muerte |

Al contrario que la anterior escuela, la medición de Voll puede generar una caída de la curva gráfica, esto se explica por el método utilizado: la bioimpedancia y la incapacidad del órgano en responder al estímulo (Rodríguez, 1994). Esta caída de la curva ha sido medida en clínica (Tseng 2014).

## ENTENDIENDO LA BIORRESONANCIA MODERNA

Los acupuntos tienen la capacidad de respuesta fisiológica a múltiples estímulos: físicos, lumínicos, auditivos, sónicos

En su feedback responden al resultado que conecta cada acupunto con el órgano y función específica que se le atribuye desde su gnosis embriológica.

En los sistemas de Biorresonancia más modernos nos encontramos con retroalimentación por parte de oscilaciones electromagnéticas que, de forma organizada, interconectan los diferentes puntos en una estructura de microsistemas para obtener una información totalmente ordenada.

Los dispositivos suelen llevar incorporadas informaciones pregrabadas de los parámetros de normalidad que reverberan en forma de onda sobre los acupuntos, devolviendo esta información también en forma de onda.

En el estudio sobre los diferentes productos que testamos en pacientes, el efecto es el mismo. Las nuevas tecnologías permiten recoger la información del producto y enviarla a los diferentes receptores con el fin de obtener una respuesta.

## ¿Y QUÉ PINTA LA TEORÍA CUÁNTICA EN TODO ELLO?

En física, la *resonancia* o fase de acoplamiento es una condición en la que un sistema oscilante responde a una fuerza impulsora alternativa con la máxima amplitud. Tal condición puede existir cuando la frecuencia de la fuerza motriz coincide con la frecuencia oscilatoria natural (no amortiguada) del sistema. Por lo tanto, en caso de un campo electromagnético oscilante impuesto, un sistema biológico como una célula responderá de manera medible sólo a aquellas oscilaciones exógenas (es decir, una fuerza impulsora alternativa) que coincidan con las oscilaciones electromagnéticas naturales y endógenas de dicho sistema.

Todo objeto o fenómeno de la dimensión cuántica es asimilable a un *sistema vibratorio* conocido como *función de onda*, que vibra con una determinada *configuración de frecuencia*, una determinada modalidad *oscilatoria o de fase* con un *ritmo* de oscilación y una determinada *intensidad*. Esta singularidad permite mantener una relación ininterrumpida local y no local *de interferencia* con otros sistemas vibratorios.

Los fenómenos de interferencia entre las modalidades oscilatorias de los flujos de energía y el impulso, implicados en la perturbación/excitación del campo cuántico, dan lugar a acoplamientos de fase conocidos como una resonancia oscilatoria. Son capaces de desencadenar las transiciones de fase que conducen, según el QED (Teoría del Quantum Electrodynamic Field), a la estructuración de la materia: generando dominios de coherencia oscilatoria vs dominios de incoherencia oscilatoria.

En particular, cada forma de confinamiento localizada en el espacio y/o en el tiempo puede ser: energética, masiva, subatómica, atómica, supra atómica, biológica o cosmológica. Se delimita por una frontera de carácter vibracional y micro ambiental. Ello corresponde a un *oscilador* o *cavidad resonante*; un sistema *estacionario* organizado en torno a una determinada configuración frecuencial de perturbaciones (tensiones/oscilaciones), existente gracias a las relaciones de interferencia que tiene con lo endógeno y el ambiente exógeno.

El ambiente terrestre es, a todos los efectos, un ambiente vibracional y cada estructura/sistema biológico corresponde a un oscilador/cavidad resonante sintonizada en la configuración tenso vibracional particular del ambiente al que pertenece.

Cualquier sistema vivo, desde un organismo completo hasta una sola célula o un orgánulo, contiene partículas cargadas iónicamente o moléculas polares y radicales funcionales de moléculas. Un flujo de tales partículas cargadas dentro de un sistema vivo, debido a la difusión de iones o cambios conformacionales de moléculas polares provoca campos electromagnéticos (EM) oscilantes endógenos. Son generados por el propio sistema vivo de intensidad extremadamente baja, que emiten oscilaciones electromagnéticas endógenas.

El espectro individual de tales oscilaciones endógenas es bastante complejo debido a la superposición de oscilaciones de diferentes fuentes dentro de un organismo. El amplio espectro de frecuencias de las oscilaciones EM endógenas representa el amplio espectro de fuentes de tales oscilaciones dentro de un organismo. Básicamente, se pueden especificar dos regiones de todo el espectro de oscilaciones EM de los sistemas biológicos: la región de frecuencias extremadamente bajas (correspondiente a la luz infrarroja) y la región de frecuencias altas (correspondiente a la luz ultravioleta). El extremo de alta frecuencia del espectro de oscilaciones EM endógenas corresponde a la emisión de los llamados *biofotones*

## CONCLUSIONES

Los acupuntos, también denominados marmas en medicina ayurvédica, conocidos en la Medicina Tradicional son la primera frontera física entre el campo bioenergético humano externo y el tejido biológico.

La Biorresonancia ordena el entramado energético de los acupuntos y su respuesta por todo el tejido conectivo, nervioso y vascular y el feedback que reporta a los dispositivos y su conexión con la conciencia.

Cada acupunto se relaciona con aspectos de los cinco elementos que se tratan en todo tipo de medicinas holísticas, desde las orientales hasta las más herméticas y que abordamos en el capítulo sobre el Kybalion. Por lo que las respuestas que obtenemos van mucho más allá de la salud física. Obteniendo información también de sustratos emocionales y energéticos. Cada acupunto tiene una relación directa con uno de los cinco elementos que constituyen el universo y que forma parte del microcosmos que cada ser vivo porta en su interior.

Esta explicación sirve para entender los procesos fisiológicos de la Biorresonancia de tipo Mora, donde se inducen estímulos de tipo bioeléctrico. La Biorresonancia tipo NLS responde de forma mixta entre esta explicación mediante inducción de sonido que colapsan los acupuntos.

En los dispositivos NLS más avanzados el análisis se realiza por espectroscopia sobre muestras biológicas.

# HOMEOPATÍA EN LA TERAPIA DE BIORRESONANCIA

**Sergio Portales**

En el campo de las llamadas "Medicinas Energéticas", la Medicina Homeopática tiene sin duda la mayor relevancia. Resulta sorprendente cómo, a pesar de haber sido sus principios descubiertos hace más de 200 años, con el desarrollo de la Física Cuántica se han ido comprendiendo las bases de su actuación y la exactitud con la que se adapta a todo lo que modernamente comprendemos como la "nueva Biología", la manera moderna de comprender todos los fenómenos de la vida y de los organismos vivos.

Es admirable cómo Samuel Hahnemann, su descubridor y primer desarrollador, pudo llegar a la comprensión de los principios que profundamente rigen la vida, la salud y la enfermedad, a pesar de los conocimientos y recursos de la época en la que se vivía inmerso en el paradigma de la vida y sus fenómenos como hechos derivados simplemente de las funciones mecánicas, parecido a la operación de una máquina, de un reloj. Parece mentira que la Medicina academicista actual está aún anclada a los esquemas mentales del S. XVIII, en la Mecánica Newtoniana.

Los fenómenos biológicos presentan una elevada complejidad de sistemas interconectados, que para su comprensión requieren captar los auténticos fenómenos dinámicos del organismo, del entrelazamiento de sus estructuras, aplicando un pensamiento no lineal, sino multicausal.

Seguir estudiando los fenómenos biológicos como simples actividades de la materia visible, es olvidarse que ésta no constituye ni siquiera la milmillonésima parte de la realidad del Universo. Las auténticas fuerzas interactivas o fotones, son quienes crean o destruyen la materia, liberando electrones y positrones, partículas polarizadas que al unirse liberan quantums de energía. Así, de la luz, surge "nuestro mundo polar material", puesto que la materia no es más que energía condensada.

La Energía es lo que da la forma, lo que configura a la Materia. La Energía es la "figura" aristotélica, en que la "forma" es la expresión material, una "condensación energética momentánea".

Toda forma material surge de un esquema energético previo perfectamente determinado y específico. Si Aristóteles habló de la forma y la figura, Sócrates planteó el "concepto", esa noción de existencia previa a lo existente en la Naturaleza. Una mesa, por ejemplo, es un concepto, su expresión material puede ser diversa *ad infinitum*. Llevado a planos más profundos, tenemos conceptos como el bien, la belleza, la maldad etc., que tienen su expresión en el mundo de la materia, pero tienen pre-existencia en el Universo inmaterial: el mundo de las ideas de Platón.

Debemos comprender entonces que toda la Naturaleza expresa y conserva indefectiblemente la "forma", el patrón previo que se expresa en la forma de todo cuanto conocemos. Lo que algunos filósofos han llamado el "fatalismo de persistencia", que agregaremos, obedece a la pre-existencia.

considero importante el recordar estos hitos de la historia de la filosofía, que son el nacimiento de las ciencias, y que conservan vigencia a pesar de su antigüedad. es importante comprender que la realidad puede manifestarse como materia visible, pero es también no visible, de naturaleza ondulatoria, la energía. todo fenómeno orgánico tiene esa parte material evidente, visible, pesable, medible, analizable, pero, ante todo, es manifestación de la figura previa, energética. toda expresión de la vida posee ambos componentes tanto en salud como en enfermedad. así, conservar o restablecer la salud no es solamente actuar sobre la expresión material de ambos estados, sino que también e incluso más importante aún es actuar también, fundamental o exclusivamente, sobre esa parte energética.

La Medicina Moderna debe tender así a ser cada vez más una Medicina Integrativa, en la que se conozcan, desarrollen e investiguen todas las formas de actuar sobre la Materia. La expresión suprema de la cual es la Cirugía, o la utilización y desarrollo de Fármacos. Es innegable que en la mayoría de los casos no tienen un efecto curativo, pero al menos paliativo, que hacen la existencia algo más llevadera en muchos momentos y circunstancias, o que salvan la vida. Esto es especialmente aplicable a los procesos agudos. Caso muy diferente son los procesos crónicos, que por cierto fue lo que más captó la atención y el estudio del propio Hahnemann, según se verá en el análisis de las Verdaderas Enfermedades Crónicas, llamadas predisposiciones mórbidas o en terminología antigua, **miasmas**, sin que venga al caso analizar la historia de la palabra. Es aquí donde se impone la comprensión profunda de los fenómenos energéticos y la forma de enfocar su tratamiento, que pasa por el análisis correcto de la salud-enfermedad, y donde se impone el uso de recursos puramente energéticos, no materiales, como la Biorresonancia, que es el caso de estudio, la Acupuntura y, sin duda, la Homeopatía. Los fenómenos materiales y energéticos son mutuamente complementarios y deben tomarse ambos en cuenta en los procesos diagnósticos y curativos. La medicina está llamada a liderar este campo, siendo que posee todo el conocimiento de la parte material, pero con la obligación de estudiar y aplicar, integrando en práctica, todo lo energético que sea posible asimilar.

Ampliando el concepto de la vida en salud y enfermedad, sabemos que dentro y alrededor de todo organismo hay oscilaciones electromagnéticas, que están jerárquicamente por encima de los procesos biológicos, bioquímicos y que los controlan. Hay oscilaciones "interferentes", también de naturaleza energética y que llevan al desequilibrio que llamamos "enfermedad". La expresión total de la persona es la sumatoria de ambos tipos de oscilaciones. La Biorresonancia a la manera de los desarrolladores, actúa potenciando las "frecuencias fisiológicas" y neutralizando las "patológicas", mediante la aplicación de energías que obren en uno u otro sentido. La Homeopatía permite la liberación y expresión plena de la fisiología, liberando al organismo de las frecuencias patológicas originadas ya sea por campos interferentes recientes, biológicos, emocionales, traumáticos, energéticos, etc., pero especialmente obrando sobre la profunda predisposición mórbida, causa en último análisis de toda enfermedad, el llamado miasma.

Avancemos diciendo que los medicamentos homeopáticos tienen su origen en todo tipo de componentes del mundo material, pero volviendo al concepto aristotélico, mediante el proceso de preparación de estos medicamentos, se pasa de la forma material a la liberación de la figura energética que ha dado lugar a la creación de ese componente específico de la Naturaleza. Por ejemplo, al tomar una flor como la *Pulsatilla Nigricans* y procesarla mediante la progresiva dilución, vamos "eliminando" toda la parte material de dicha flor, pero mediante la "dinamización" por sucusión, se va "liberando" la energía específica que es la formadora de esa flor en concreto. Lo que finalmente queda "captado" como Medicamento Homeopático, es la energía formadora de esa materia. Todo mineral, vegetal, animal o sus partes, incluso las humanas, tienen energías formadoras específicas e individuales, que le dan un carácter propio, es la **individualidad medicamentosa**.

mediante el proceso llamado "**experimentación pura**" de la homeopatía, se pone esa energía específica en contacto con organismos humanos lo más sanos posibles, observando que provocan en él alteraciones del estado de salud, o sea, signos y síntomas que deben ser atribuidos a la cualidad de la sustancia administrada para la experimentación.

Para que el organismo humano pueda desarrollar estos signos y síntomas bajo la influencia en la experimentación de cada sustancia, debe tener la cualidad de ser un **resonador**, que significa **tener la habilidad y capacidad de almacenar ondas electromagnéticas**. La resonancia es un término latino que significa que algo puede co-oscilar, reverberar, sonar de vuelta. Resulta evidente que el organismo puede reverberar la señal electromagnética recibida pues actúa primariamente sobre su propio componente electromagnético, que puede luego resultar en modificaciones bioquímicas que den lugar a síntomas como ansiedad, tristeza (mediante modificaciones en neurotransmisores), o a signos como mocos verdes o secreciones purulentas, actuando sobre el sistema inmune, leucocitos, mucosas, etc.

Lo que en última instancia transmite esa sustancia experimentada, es una **información**, un **saber qué hacer**. Para comprender lo que es la información, un ejemplo muy bueno es: una persona quiere subir a la segunda planta de su chalet una silla. La parte material a ser transportada o sobre la que se actúa es la silla. La energía necesaria para subirla por la escalera es la que pone la persona que la lleva en brazos. Pero esa persona tiene que saber si la silla va al dormitorio, al baño o al desván. Eso es la INFORMACIÓN, el "know how", el qué se hace con eso (¿a dónde iba yo con esta silla?...).

Si lo pensamos bien, la alteración del estado de equilibrio orgánico que es lo que llamamos "enfermedad", es también una "información" que nos da el organismo. Estos datos pueden ser muy evidentes y es todo lo que compilamos en una buena Historia Clínica, que puede completarse con todo tipo de análisis, pruebas de gabinete o incluso mediciones energéticas sutiles con equipos de Biorresonancia (BRM). Pero la Historia Clínica que realiza un Homeópata va mucho más allá y brinda otros informes como el estado anímico que acompaña a esos otros signos tan evidentes o, llegando más lejos y más profundo, su sensación vital, la "sensación como si..." "Me sueño siempre volando, me siento como atrapado en un túnel oscuro, siento la necesidad de estar escondido, protegido, siento como si una mano de hierro me apretara el corazón, como si tuviera las piernas separadas del cuerpo". Y millones de sensaciones más, específicas para cada persona en cada momento y no extrapolables a otras personas (individualidad morbosa)

De la misma forma que la Biorresonancia con equipos específicos contrapone a las oscilaciones orgánicas patológicas una oscilación del mismo perfil pero inversa en 180 grados para neutralizarlas, el Medicamento Homeopático brinda una onda u oscilación electromagnética al organismo, que al ser del todo similar a la oscilación global que causa la "enfermedad", se impone a ésta y la neutraliza. Para ello, el organismo debe estar receptivo como resonador, ser *susceptible* al efecto sutil pero potente de esa sustancia, y la sustancia debe tener un poder superior a las fuerzas del desequilibrio.

Tenemos así ya los componentes de la acción del Medicamento Homeopático como un resonador: estar en consonancia por similitud con la alteración energética (*similia simillibus curantu*r), tener más fuerza que ella (las diferentes potencias y la forma, frecuencia de administración) y que, al ser similar, el organismo esté receptivo a su efecto, sea susceptible.

El concepto de **susceptibilidad** es fundamental y fácil de explicar: por ejemplo en estado sano, cualquier persona puede comer un plato de cocido o de callos madrileños...en estado de enfermedad, la sola mención de éstos platos haría a la persona vomitar; se encuentra en un estado de mayor susceptibilidad. En estado enfermo, se es susceptible a una sustancia específica (**individualidad terapéutica**).

Es la tarea del Médico Homeópata comprender y determinar esa susceptibilidad individual y actual. **Eso es lo que hace a la medicina homeopática no sólo una ciencia exacta y difícil, sino un auténtico arte. por eso no existen remedios genéricos o favoritos que apliquen, en cualquier caso.** No hay pregunta más necia y aburrida para un Homeópata que el "estoy resfriado, ¿qué me tomo?". O el: "si tienes tos, tómate Spongia, que a mí me fue muy bien". Eso es querer alopatizar la Homeopatía y carece de fundamento científico, lógico y no hace más que desprestigiar a la Homeopatía cuando esa Spongia no le cura la tos, pues el paciente específico, en ese momento específico, requería Bryonia. A su vez, esto es lo que hace imposible pretender "investigar" en Homeopatía saltándose las Leyes Físicas que la fundamentan, y querer hacerlo a la manera de la investigación mecanicista(ya francamente anticuada). "Investigamos el efecto de Bryonia sobre 100 personas con artritis y funcionó solo en 10. La homeopatía no funciona y los casos mejorados seguramente fueron efecto placebo", dirán los científicos ``. *"Imitadme, pero imitadme bien"*, dijo Hahnemann. La susceptibilidad explica también que cuando un bufón televisivo traga frente a las cámaras un tubo entero de Aconitum, no le suceda nada. Eso no basta para llevar a cabo un proceso de experimentación, y el payaso no tiene susceptibilidad alguna a esa sustancia en ese momento.

Hemos analizado lo que es el Medicamento Homeopático, pero profundicemos en comprender dos aspectos importantes:
- Qué es lo que hace que el organismo pueda desarrollar síntomas.
- Qué es lo que hace que el organismo pueda reaccionar al Medicamento, resonar con él.

La clave de esto reside en la molécula transmisora de toda la información formadora de la vida en cada expresión concreta, donde reside esa forma que dará origen a la figura específica, lo que ese ser es: el ADN, donde está codificada toda esa información Y muchísima más. En esta estructura se podrían almacenar no menos de 10.000 volúmenes. Constituye toda una biblioteca.

La emisión de quantos (onda y partícula a la vez) de los electrones en la molécula ejerce su acción formadora del ser a través de emisión de luz (biofotones) que a su vez es sonido (sonones). el conjunto es un solitón. Esta luz es de baja intensidad, se encuentra en el rango ultravioleta y es de baja intensidad (10 a la 18 veces menor que la luz del día), pero medible con equipos especiales. Parecen almacenarse en pequeñas cavidades en la molécula del ADN y puede realizar su control sobre los procesos celulares debido a su grado de coherencia, que se refiere al estado de orden. Es parecido al láser. Es interesante que, en el momento de morir, se libera de golpe toda esta energía lumínica, como si el organismo se pusiera de acuerdo para esa muerte de manera unificada y súbita, completa. Es la desaparición del principio vital, otro concepto fundamental de comprender en la Homeopatía, ya que es el que da vida, unicidad y sincronía a todo el organismo, y a través del cual suceden todos los efectos de lo que actúa sobre el organismo, sea del orden que sea, material o sutil. En el momento de la muerte, desaparece toda esa unicidad, pero los tejidos siguen técnicamente vivos, por eso se pueden trasplantar órganos. La muerte celular aislada no hace desaparecer el principio vital. Se calcula que cada segundo muere en el cuerpo 10.000.000 de células que son rápidamente reemplazadas, ya que el organismo sigue vivo. También eso explica la integración de por ejemplo los alimentos en el organismo, siendo integrados por el PV al conjunto vital.

La unicidad de acción del Principio Vital también explica por qué el organismo **en un proceso de desorden, incoherencia o desequilibrio que llamamos enfermedad,** actúa **todo en conjunto**. Ese es el fundamento del **Unicismo** en Homeopatía, pero esto es harina de otro costal.

¿Y cómo es posible que el organismo entero actúe en sincronicidad y unicidad?. Esta armonización funcional viene dada por los ya mencionados **solitones**, que a gran velocidad atraviesan continuamente todo el organismo, circulando por un sistema multicanal: tejido nervioso, miofascial, acupuntos ya descritos. Haciendo especial énfasis en los túneles o cadenas proteicas de los tejidos, que son cadenas superconductoras.

La información emanada de la molécula de ADN, que es una auténtica antena emisora (y receptora) posee una alta coherencia. El proceso de salud a enfermedad es una pérdida progresiva de esa coherencia, de ese orden, dejando lugar a un creciente caos.

Pero la información almacenada no es solamente la del genotipo formando el fenotipo en normalidad y salud, sino que también transmite informaciones patológicas previas, desequilibrios también almacenados en la información genética, sede de las predisposiciones patógenas o miasmas. Hahnemann identificó claramente a tres de estas predisposiciones, a la que con el progreso de los conocimientos en Homeopatía se ha sumado algunas más. Estas influencias explican la enfermedad verdaderamente crónica, la tendencia al desequilibrio, al enfermar, con la que ya se nace y que el objetivo más importante a tratar en la Homeopatía. Hay determinadas enfermedades que dejan su impronta grabada en el ADN y, por lo tanto, son transmisibles a la descendencia. Por mencionar algunos tenemos a la sífilis o a la tuberculosis.

Investigadores ingleses plantearon hace ya años, que el Treponema podía a su vez estar afectado por una partícula más sutil, de tipo posiblemente viral o más fina que, **a pesar de la destrucción del treponema**, podría aún transmitir una información específica de la sífilis, esto es, la tendencia a la destrucción. Así, una persona que manifiesta tendencias patológicas destructivas, manifiesta este estigma aunque ni él ni sus padres hayan tenido sífilis. Úlceras, fisuras, hemorragias, demencias y un largo etc. tendrían su origen en ello, sin que la persona tuviera ningún treponema en el cuerpo ni forma de detectar nada en las analíticas.

La única forma de curarlo será mediante medios energéticos sutiles, de la misma naturaleza, que sólo es posible suministrar mediante un preparado Homeopático, que puede ser

Luessinum, alguna sal Mercurial o algún Kali, etc. No es lugar para profundizar en ello, si no en comprender cómo el medicamento actúa sobre el organismo o cómo es que el organismo reacciona a él. Baste sólo decir que ya James Kent planteaba en los albores del siglo XX, que si se tratara a 5 generaciones sucesivas exclusivamente con Homeopatía, se suprimirían todas estas tendencias patológicas y se llegaría a un estado de salud casi completo.

La sustancia que vaya a ser transformada en Medicamento Homeopático mediante las mencionadas dilución y dinamización, son preparadas en soluciones acuosas o hidroalcohólicas. El agua es *mágica* en su estructura, al estar formada por moléculas dipolares, el extremo entre el H y el O2. Estos dipolos son capaces de adoptar cientos de miles de posibles combinaciones que en última instancia almacenan la ya mencionada información. (Del mismo modo que el dipolo de hierro de una cinta magnética de casete guarda nuestras grabaciones).

Las moléculas de agua se encuentran agrupadas en pequeños "CLUSTERS" de unas 300 a 400 moléculas por clúster, de unos 100 nanómetros de diámetro. La bipolaridad de la molécula se convierte en un código binario, o sea, 1-0, que es el sistema digital de almacenamiento de toda la información en los ordenadores. Es así como cualquier información puede almacenarse ahí, como si de un chip, unidad USB u ordenador se tratara. Se ha calculado a partir de los moles de agua contenidos en cada órgano, la cantidad de información que podrían almacenar, y que va de 5000 megabits en el cerebro a 4 millones en el intestino.

Seguramente el mismo sistema de clusters es el que se encuentra entre las hélices dobles del ADN y es lo que le permite almacenar tanta información.

Pues bien, en nuestro código genético está inscrito **todo lo que somos,** pero también **todo lo que podríamos ser** ). Y también **en desequilibrio, podría originar cualquier tipo de proceso patológico.** Decía uno de mis más queridos Maestros, *que la compasión con el paciente debe surgir de la comprensión de que en potencia a nosotros nos podría pasar lo mismo.* Por extensión, cualquier ser humano podría ser cualquier cosa: santo o criminal.

Esta incontable cantidad de posibilidades de generar desequilibrio, está a su vez y por Providencia, representado en **toda la naturaleza que nos rodea**...Eso permite que nuestro organismo pueda generar diversos tipos de desequilibrio, pero que en la naturaleza haya su **equivalente resonador energético para curarlo.** Un niño con convulsiones nocturnas y tendencia a la masturbación puede ser curado por el remedio extraído de un batracio: *bufo rana.* Las fuerzas constitutivas de Bufo rana, la figura que ha generado esa forma, atrapada en el Medicamento Homeopático, generaría esos síntomas en el proceso de experimentación pura, gracias a que en el código genético del experimentador hay grabada la información para **potencialmente desarrollar esos síntomas.** En el proceso curativo se hace **resonar la energía de la sustancia con la energía patológica ge-**

**nerada en el adn, y mediante esa bioresonancia se genera la curación.**

Quien dude de las influencias sutiles sobre el organismo y solo atienda a causas materiales como una bacteria, etc., debería analizar el efecto de,por ejemplo, un aroma que nos transporta a nuestra niñez, por el olor a talco que ponían en nuestro pañal. O un sonido afectando nuestras emociones a través, sin duda, de la materialización en elementos como neurotransmisores, pero conocido y descrito por pensadores como Platón, Schopenhauer, Kierkegaard, etc. Cualquier músico sabe que si quiere generar un ánimo melancólico debe usar bemoles, si es festivo usará sostenidos, en una marcha triunfal, los sostenidos y un ritmo de 2x2. Escúchese "Mon coeur s'ouvre à ta voix" de Sansón y Dalila, y se comprenderá porque finalmente Sansón reveló su secreto, por los arpegios descendentes, pero en tono mayor que emulan una serpiente engañando a su víctima. O el paciente con bolo histérico, que no puede ni deglutir, o infecciones repetidas de garganta, o problemas tiroideos, todo por tener una madre tóxica a la que no puede "tragar", que le causa intensa "indignación", pues no puede "vomitarle" las ganas que tiene de que se calle. Staphysagria le curará cualquiera sea la afección y modulará la indignación. El medicamento

Homeopático ejerce su efecto resonando con el organismo resonador. Es sin duda, y también pionero en esto, la **primera forma de Biorresonancia.**

# TERAPIA CON ONDAS

Enara Goikoetxea

## ¿QUÉ ES LA TERAPIA CON ONDAS?

La Terapia con Ondas (T.O) se basa en la interferencia de onda recibida por el dispositivo. Esta interferencia puede ser constructiva o destructiva. Normalmente se activa automáticamente la forma constructiva, que es un modo protector. Su efecto es incrementar la función de onda del tejido sano. La forma destructiva se activa automáticamente cuando localizamos microorganismos patógenos y suprimirá la función de onda del patógeno. Para eso, emite vibraciones electromagnéticas inversas al patógeno. Las T.O dispone de 3 regímenes diferenciados: meta-terapia; FREQterapia y elaboración de preparado de Biorresonancia.

## REPASEMOS CONCEPTOS BÁSICOS DE BRM PARA PODER EXPLICAR MEJOR LA T.O.

Cuando el dispositivo nos ofrece una lectura de pantalla o imagen, recibe una respuesta del cuerpo a la onda emitida por el Sistema. Este emite un etalón saludable acorde a la estructura biológica (sistemas, órganos, tejidos, células, cromosomas, estructuras del ADN y moléculas) que se determina en pantalla. El cuerpo devuelve la respuesta a esa onda o etalón. Por lo tanto, el sistema hace una comparación entre la onda saludable emitida y la onda recibida; y analiza estadísticamente el ruido o distorsión que hay entre ellas. A ese ruido, se le llama ENTROPÍA, que no es más que el nivel de conflicto o interferencia que El dispositivo concluye como resultado.

La T.O es una opción terapéutica para poder trabajar con frecuencia el sistema biológico. En terapéutica, se resume como un sistema de interferencia constructiva que incrementa la función de onda del tejido sano.

Podéis observar cómo cambia la onda después de accionar la opción de terapia con onda. Hay un intento de llevar la onda hacia un estado óptimo. Podéis aplicar 2 ó 3 veces T.O en un órgano seguidamente y observareis que la forma de onda va mejorando sucesivamente. La capacidad de mejora depende del estado del tejido o sistema.

Por lo tanto la opción T.O a es una activación de onda sana en su forma constructiva.

La forma destructiva, es una inversión de la onda donde se identifica algún patógeno. Para poder activarla necesita que se haya identificado algún patógeno a <0,750 ISE (Índice de Similitud Espectral). Sólo entonces se activa el modo destructor.

Es interesante recordar que podemos emitir en la sesión T.O constructiva o destructiva y que, además. podemos guardarlo como remedio para que la persona lo tome después de la sesión.

## LA T.O CONSTRUCTIVA ALIMENTA UN PROCESO DE AUTOCURACIÓN

Esta es la frase a recordar, ya que cada vez que la aplicamos, activamos la función de onda del tejido sano. Esto genera un proceso de detoxificación, ayuda a mejorar su estado y, por lo tanto, se defenderá de patógenos con más facilidad. O el terreno biológico es capaz de mantener su integridad mejor, y deshacerse de los factores que lo perturban. Por lo tanto, activa el sistema inmune.

Los dispositivos de BRM ofrecen la opción de poder hacer un remedio a una zona seleccionada. Aplica la lógica de T.O a veces denominada en algunos dispositivos NLS como meta terapia constructiva (Sol) a la zona que se ha delimitado. Y luego nos deja hacer un remedio. De esta manera, podemos tratar una zona delimitada especialmente dañada. Es una muy buena manera de trabajar ciertas zonas que requieren especial atención.

Los sistemas NLS ofrece poder emitir ciertos remedios almacenados en el sistema, acorde a la resonancia que tengan con el tejido biológico que se mide. El ISE, recomendará unos u otros. Todas ellas resultan una opción magnífica pero sobre todo la Litoterapia. El tejido responde especialmente a las piedras y estas resultan muy armonizantes para el terreno biológico.

Los Organo-preparados son otra gran baza para generar remedios. Y puede ofrecerte muchas ideas interesantes.

Es recomendable tenerlos en cuenta tanto para hacer terapia como para generar remedios.

Aclarar que la terapia con ondas siempre es específica a la lectura y por tanto es personal e intransferible.

## ESQUEMA DE TERAPIA CON ONDAS (T.O) EN SISTEMAS NLS

### ONDA CONSTRUCTIVA:
- T.O como tratamiento (SOL).
- Determinar una zona de tratamiento exclusivo (nido) donde se aplica T.O constructiva. Y se genera medicamento para esa zona determinada.

**ONDA DESTRUCTIVA (LUNA):**
- T.O de patógenos --> Se trabaja con la inversión de onda.

**FREQ-terapia.**
Emitir frecuencia beneficiosas (fitoterapia, homeopatía, litoterapia, organopreparados). El sistema tiene integradas las ondas de plantas, productos homeopáticos, gemas y organopreparados a nivel frecuencial (Etalones). Los dispositivos NLS identifican por resonancia las opciones cercanas y nos ofrece la oportunidad de emitir dicha frecuencia y generar un medicamento con ellas.

## RECOMENDACIÓN DE SESIONES

En general, el número de sesiones dependerá de la naturaleza de la enfermedad, pero podemos considerar entre 5-10 sesiones en días alternos. En cada sesión se pueden trabajar entre 5 o 6 órganos, con una duración máxima de 15 o 20 minutos. Tener en cuenta que una patología funcional o una aguda requieren menos sesiones que una patología crónica.

Las sesiones de T.O prolongada, especialmente en el área de la cabeza, pueden provocar el empeoramiento del estado del paciente o su agudización momentánea.

Después de las sesiones que se hayan establecido, conviene descansar entre 2 a 4 semanas y luego valorar el resultado. Se puede repetir sesiones si se considera necesario.

Se recomienda en los siguientes casos:
- Enfermedades crónicas y degenerativas.
- Enfermedades infecciosas.
- Enfermedades inflamatorias.
- Fatiga, trastorno del sueño, depresión.
- Alteraciones hormonales.

- Lesiones.
- Problemas articulares

Los resultados suelen ser espectaculares.. **¿Cómo interpretamos los resultados?**

Aunque generalmente ya se ha explicado en capítulos anteriores, volveremos a repasar algunos conceptos para poder interpretar bien ante lo que estamos.

Los dispositivos NLS disponen de *Análisis Comparativo para* comprobar el porcentaje de mejora o empeoramiento tras hacer T.O.

Podremos evaluar los resultados comparándolos:

## DIAGNÓSTICO VISUAL

Nos ofrece una escala de 6 niveles de entropía diferentes.

1. Nivel de actividad funcional latente: cuando hay algo que no deja que esa zona mejore. Es decir nos enseña **algo oculto, velado**, disfrazado. Por lo tanto se debe poner especial atención a este icono. También podemos observar en estados de **regeneración**. Aunque es el número 1, este se encuentra más cerca del 4 realmente.

2. Nivel de regulación óptimo. Es el estado de baja actividad funcional, el límite inferior de la norma; es el estado saludable;

3. Estado de tensión de sistemas regulatorios; es el estado insignificante de alteración (stress) funcional (podemos considerarlo como el límite superior de la norma);

4. Debilitamiento de mecanismos regulatorios; es el estado limítrofe entre la salud y la enfermedad, etapa preclínica en el desarrollo de un proceso patológico;

5. Alteraciones compensatorias de los mecanismos de adaptación; etapa clínica del desarrollo de la patología;

6. Descompensación de los mecanismos de adaptación, estados marcados de patología. Alteraciones patológicas expresas.

A simple vista el sistema nos dice cuánto de mejora o empeoramiento le produce la terapia con ondas. Cuando el sistema nos habla de "derrota de nido 100" nos indica que el foco o patología existente desaparece totalmente. Este dato es importantísimo. Nos indica que lo emitido es clave para la derrota de la alteración.

Veamos las posibles respuestas al tratamiento El dispositivo.

- 10 -20%, --> proceso crónico y daño orgánico. Estamos ante un sistema o tejido que no tiene capacidad de respuesta. Ahora deberíamos pensar ¿por qué? Si observamos las bandejas de tóxicos (varias bandejas) o de oligoelementos, nos encontraremos con tóxico a nivel profundo de los cortes histológicos e incluso intracelulares. Por lo tanto, en estos casos habrá que valorar detox y drenaje (extra e intracelular) Si hay poca respuesta del sistema, ¡a limpiar!
- >20%, Estamos ante un proceso funcional o agudo. Los resultados de una sesión suelen ser espectaculares. Nos ocupamos de la parte funcional y sabemos que nos encontramos ante un cuerpo que responde bien y no tiene gran carga tóxica.

## OBSERVACIÓN DE LA ONDA

¿De qué tipo de onda partimos? Es importante observar ante qué estamos.

- Si la línea azul se encuentra sobre la roja, estamos ante un estadio anabólico. Es un estadio positivo y nos habla de un estado agudo, infecciosos, alérgicos etc. Cuando este estadio agudo no se ha podido resolver y el sistema se agota, observamos la línea roja sobre la azul. Estamos ante un caso catabólico o proceso crónico. El intervalo entre las líneas nos indica que capacidad de respuesta tiene el tejido a la señal emitida.

- Con una sesión las dos líneas tienden a ser iguales, nos indica que hay buena respuesta de los tejidos.
- Tras terapia con ondas, la onda se vuelve simétrica, pero toda ella se queda cerca de 1 o 2 db. Nos indica cronicidad establecida o falta de energía para poder mantener el equilibrio. No está mal, porque las ondas son simétricas, pero no dispone de recursos para mantenerse bien.
- Tras dos o tres sesiones de T.O, las ondas no consiguen simetría. Importante observar otras bandejas para ver la razón. También podemos observar, en qué frecuencias se dan las mayores distancias (1,8 Hz huesos, a 8,0 Hz cerebro). Y la amplitud (distancia en decibelios), nos indicará el intervalo o grado de patología. (1- 6,5 db).

Cuanto más organizado es el tejido o el sistema, mayor es su frecuencia.

—1,8 sistema esquelético

—2,6 Tejido conectivo denso, articulaciones y válvula cardiacas.

—2,6-3,4 Tejido conectivo laxo, músculo estriado y cardiaco.

—4,2 Epitelio Coroideo del tracto digestivo.

—4,4 Músculo liso.

—4,9 Epitelio escamoso estratificado y columnar. Parénquima hepático y tejido del tracto biliar. 4,9-5,8 Riñón y aparato reproductor.

—5,8 Anillo linfático de faringe, sección superior del tracto respiratorio, sistema linfático, bazo, ovarios y próstata.

—6,6 Sistema Nervioso periférico, epitelio bronquial, glándulas suprarrenales y tiroides.
—7,4 Secciones centrales de los órganos de los sentidos
—(excepto ojos y estructuras subcorticales del cerebro).
—Cerebelo, sistema límbico y parénquima del pulmón. 8,2 Retina, nervio óptico, córtex cerebral.

- Los tumores benignos se caracterizan por un pequeño intervalo de 1 a 1,5 puntos. Los tumores malignos por un intervalo de 3,5 a 4 puntos. Este será el espacio que surja entre las dos ondas (roja y azul) .
- Cuando la onda nos muestra una separación entre la línea azul y roja constante estamos ante patología severa. Dependiendo del grado de puntos o db, será más o menos grave.
- Cuando tenemos una onda muy ondulada y repetitiva, nos indica pequeños tumores.
- Y al final de la pantalla, parte derecha las dos ondas tienden a separarse, nos indica que el sistema no puede resolver el problema. Es decir fallo sistémico.
- Si adiestramos nuestra mirada a la onda, podremos recoger mucha más información de la situación del sistema.
- Podemos observar la forma de onda, que no aparenta gran patología, aunque el organo lo tengamos lleno de puntos marrones o negros. Estamos ante un virus que está alterando el funcionamiento, o ante una bajada de energía importante o ante información de algo que ya está superando. Es decir el sistema está volviendo hacia estadio de normalidad. Muchas veces *cluster (nos dice que todavía tiene la información de lo que ha ocurrido aunque ya no está la alteración)...*

Lo podemos comprobar con una sesión de terapia con ondas o litoterapia . Veremos que los puntos pasan de negro a rojo, naranja o incluso amarillo.

Pero tener en cuenta que la forma de onda ya nos indica que no hay gran patología porque no tenemos diferencias significativas entre las ondas azules y rojas.

Para finalizar, a continuación, encontraréis algunos casos ilustrativos que os ayudarán a comprender mejor el funcionamiento del Sistema de Biorresonancia NLS.

## CASO I

Mujer con enfisema pulmonar y necesidad de oxígeno continuo. Gran fumadora que lleva años con tratamiento naturopático. La primera lectura de El dispositivo fue curiosa, en el panel de bronquios apenas enseñaba puntos en la parte inferior del gráfico bronquial. Además se observaba bastante amarillo y en la parrila de patogenos nada (toma CDS). En dos días comenzamos con el tratamiento de T.O.

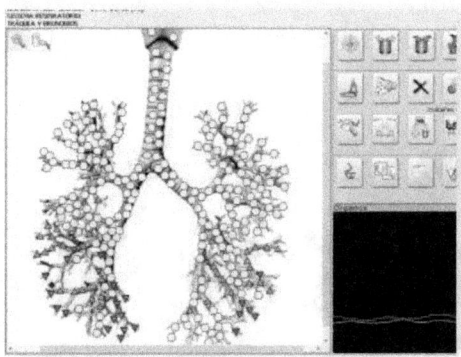

El segundo día, la lectura del bronquio cambia completamente. La zona donde el dispositivo no había colocado ningún punto en la sesión anterior apareció lleno de los puntos y muchos en rojo. Esto me hizo pensar en que el cerebro había desconectado de la zona hacía tiempo porque no daba ninguna respuesta en la anterior sesión. Y ahora volvía a conectar con ella.

Me parece una idea interesante a tener en cuenta. Podéis observar las ondas a 2 db, es decir crónico y sin fuerza.

La segunda sesión marqué varios cortes histológicos. La intención era dar terapia con ondas desde dentro hacia afuera. Es decir, comenzar a nivel celular o molecular e ir subiendo de cortes. De está manera, le damos la orden al cuerpo de comenzar a movilizar todas esas capas. El resultado suele ser mejor en este orden que a la inversa.

Observamos la mejora de los colores y también de la onda en información cromosómica.

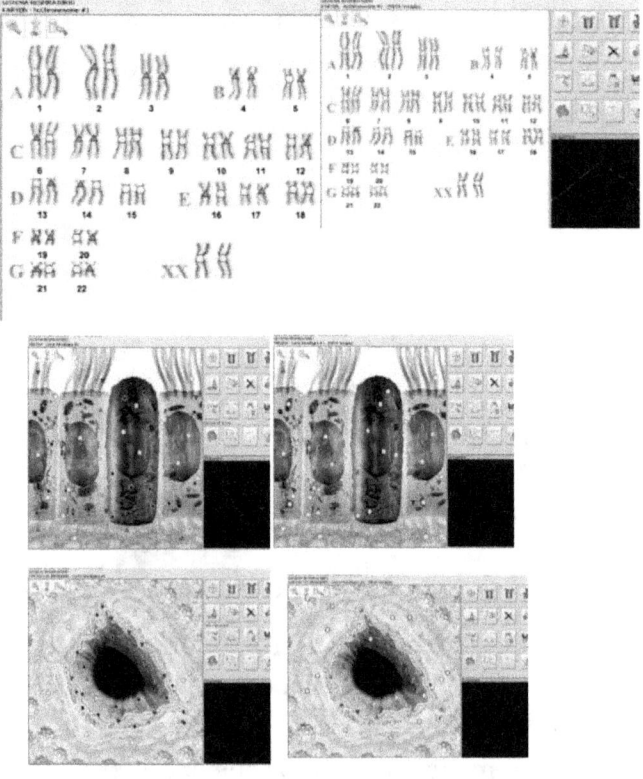

En la tercera sesión, el resultado fue espectacular pero inesperado. La persona llegó exhausta y con una explosión emocional. En el corte histológico de los bronquios se observa la bandeja de emociones y subconsciente todo en rojo y marrón. Le preparé un remedio con una base de agua, a nivel de las mucosas bronquiales. Además, le añadí T.O y organoterapia de bronquios. Para hacer frente a las emociones, le receté flores de Bach.

En la cuarta sesión, el tejido ya había comenzado a limpiarse mejor, y la situación emocional iba mejorando. No recibió terapia con ondas, sólo la lectura de El dispositivo. Ya que intenté no fatigar más y la propia lectura ya es terapia.

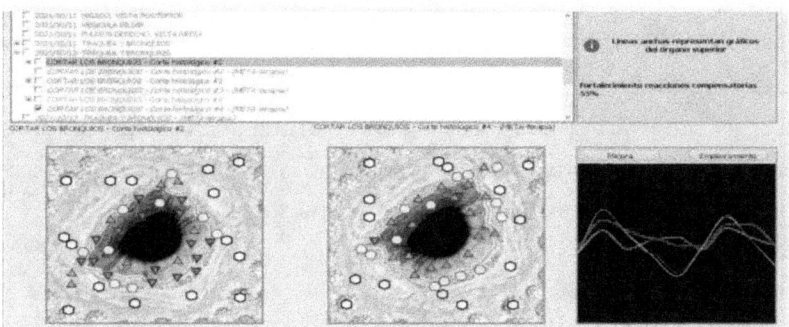

Para entonces comenzó a hacer inhalaciones para limpiar el pulmón. La imagen mejora mucho. Pero el trabajo de extraer es largo y requiere de recursos. La forma de onda ya tiene cuerpo y no se encuentra a 2db.

La siguiente sesión, también fue sólo a nivel local, bronquios, pulmones y pleura. Después de estás 5 sesiones, acordamos dejarlo descansar para reparar a nivel emocional.

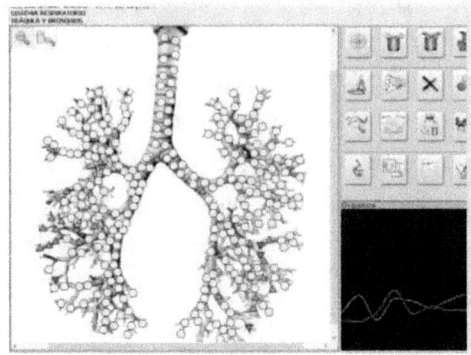

Comentar que el nivel de tóxicos a nivel celular era abrumador, tres páginas de pantalla en marrón en la parte sur de los bronquios. Mientras que en la parte norte no había tanta información.

Observar, que mientras limpiaba había algunas zonas donde El dispositivo no señalizaba. Por lo que quizás podemos considerar que eran zonas cicatrizadas o muertas; o simplemente que mientras iba limpiando, ciertas zonas no devolvieron la señal. El proceso necesitará de varios meses de trabajo.

**Resumen:**
- Tratamiento específico de un órgano en diferentes cortes histológicos.
- La sesión completa 15 min. 5 sesiones alternadas cada 2 días.
- Elaboración de remedio con la T.O u órgano-terapéuticos. Grabar en orden diferentes cortes histológicos a base de agua. Ayuda al tejido a mantener la frecuencia de salud.
- Tomar 3 veces al día, 3 gotas.
- Observación de las bandejas de tóxicos, oligoelementos (Metales), emociones y subconsciente. Atención a otras posibles observaciones de El dispositivo.

## CASO 2

En un caso de una mujer que vive lejos y que tiene grandes problemas de movilidad, se planteó el trabajar a distancia con terapia con ondas. Para eso se ponen el nombre, apellido, fecha de nacimiento y el género. De esta manera el dispositivo es capaz de recibir la información de la persona. Pero si uno está entrenado en mantener una estricta atención en el nombre de la persona, la lectura será extremadamente buena. Aquí, obviamente deberemos incluir la idea de la física cuántica, donde el observador determina/altera lo observado. Y las personas que tienen el entrenamiento adecuado, son capaces de obtener una imagen mucho más detallada. El trabajo funciona en ambas direcciones, igual que recibimos podemos emitir, por lo tanto, podemos hacer terapia con ondas. Además, otra cosa que podemos hacer es grabar la terapia con ondas en remedio con agua. Le decimos a la persona que lo recibe, que ponga un vaso de agua a su lado. Y que escriba su nombre completo y fecha de nacimiento. Mismos datos que hemos incluido en el software del dispositivo. Tener por seguro, lo que nosotros grabamos en remedio, se manifiesta en el vaso de la persona. De esa manera, la persona puede tomar sus gotas. Sobra decir, que podemos enviar remedios disponibles en otras bandejas.

## CASO 3

Mujer con diagnóstico de Alzheimer.

La primera vez que es revisada con NLS apenas se observa nada a nivel cerebral. Toma un suplemento compuesto para ayudar en casos de Alzheimer y una cápsula de omega.

La primera revisión desactivo i3 y pongo programa medio. Me acordé de que el cerebro tiene que procesar todas las señales del dispositivo y en estos casos, se debe ser prudente. Apareció información interesante a nivel cerebral. Todo se veía amarillo, menos la arterias, que hablaban de arteriosclerosis en cerebro. Y es que la zona central aparecía en color amarillo pálido, que aparentemente es regeneración.

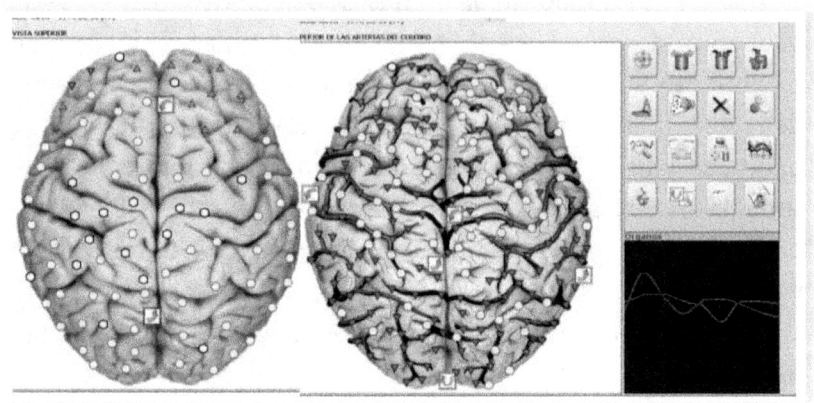

Aparece también cuando detecta algo que no es capaz de movilizar, o hay capas mentales intentando conectarse. Recordad que el numero 1 color blanco pardo están más cerca del 4 marrón que de el numero 1 que es amarillo.

Aunque el diagnóstico es Alzehimer, los sistemas NLS nos indica lo siguiente:

| | | | Lista según la disminución de similitud espectral |
|---|---|---|---|
| | | 0,000 | CORTEZAS DE LOS HEMISFERIOS CEREBRALES |
| | | 1,352 | DISTRIBUCIÓN ÓPTIMA |
| | | | MODELO VIRTUAL |
| | | 0,428 | PSICOSIS MANIACODEPRESIVA |
| | | 0,581 | ESQUIZOFRENIA DE SHIFT |
| | | 0,608 | NEUROSIS OBSESIVO COMPULSIVA |
| | | 1,507 | HISTERIA |
| | | 1,798 | NEURASTENIA |
| | | 1,852 | LOCURA REACTIVA |
| | | 2,384 | FATIGA CRÓNICA |
| | | 6,446 | MIGRAÑA |
| | | 7,126 | TRASTORNO CONVULSIVO |

| Lista según la disminución de similitud espectral | |
|---|---|
| 0,000 | CORTEZAS DE LOS HEMISFERIOS CEREBRALES |
| 1,352 | DISTRIBUCIÓN ÓPTIMA |
| | MODELO VIRTUAL |
| 0,524 | Malformación arteriovenosa |
| 0,646 | Síndrome de Sjogren |
| 0,649 | Dificultades de aprendizaje |
| 0,655 | Esclerosis lateral primaria |
| 0,657 | Demencia con cuerpos de Lewy |
| 0,659 | Neurosarcoidosis |
| 0,661 | Paraparesia espástica tropical |
| 0,665 | Mucopolisacaridosis |
| 0,668 | Enfermedad de Fabry |
| 0,674 | Síndrome de Kinsbourne |
| 0,675 | Síndrome de Lennox - Gastaut |
| 0,675 | Encefalocele |
| 0,675 | Klippel Feil |
| 0,676 | Enfermedad de Alpers |
| 0,680 | Epilepsia |
| 0,681 | Alzheimer |
| 0,682 | Parestesia |
| 0,684 | Parálisis periódica |
| 0,685 | Enfermedades priónicas |
| 0,685 | Macrocefalia |
| 0,686 | Miopatía |
| 0,686 | Síndrome de Alpers |
| 0,687 | Hipertensión |
| 0,691 | Tumores de la pituitaria |
| 0,694 | Síndrome de Moyamoya |
| 0,694 | Lesiones del plexo braquial |
| 0,695 | Síndrome de Melkersson-Rosenthal |
| 0,697 | OPCA / ADCA |
| 0,697 | Ataxia telangiectasia |
| 0,698 | Enfermedad de Niemann-Pick |
| 0,701 | Myotonia Congenita |

Si la forma de onda indica alteración, estamos delante de otra cosa, porque nos indica patología orgánica. Al revisar a nivel de corte histológico en esos puntos, se observaba toda la imagen en amarillo pardo.

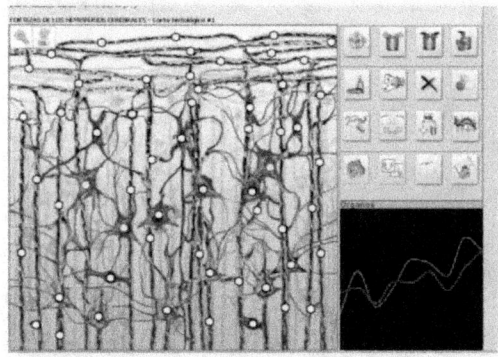

Y en la bandeja de tóxicos y oligoelementos encontré muchos metales (arsénico, aluminio, plata ......) y un claro tóxico cerebral que eran los lácteos acompañados de cloro.

A nivel de intestino no aparecía como tóxico, pero lo hacía en tiroides y cerebro. Seguí con la revisión y observé una gran alteración en el hígado. Al terminar todo, volví al cerebro. Al entrar más adentro en los cortes histológicos, el dispositivo me dio varias informaciones interesantes.

Hablaba de regiones cerebrales degeneradas y pérdida de zonas del cerebro.

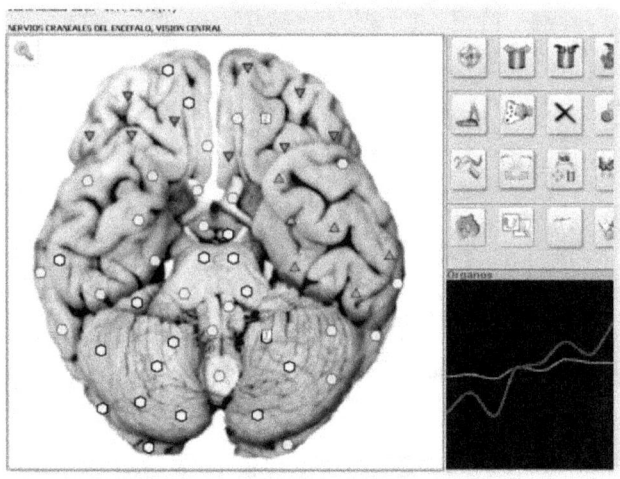

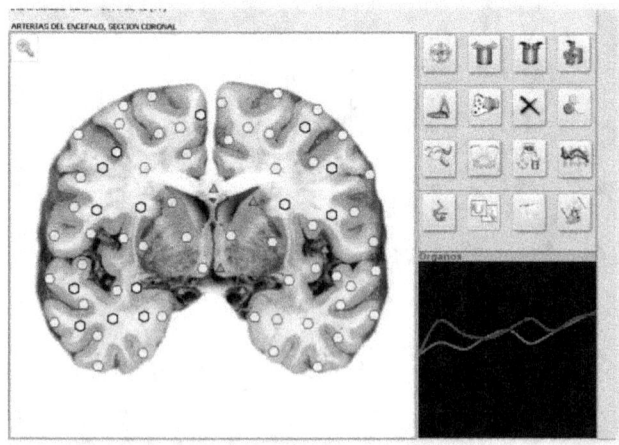

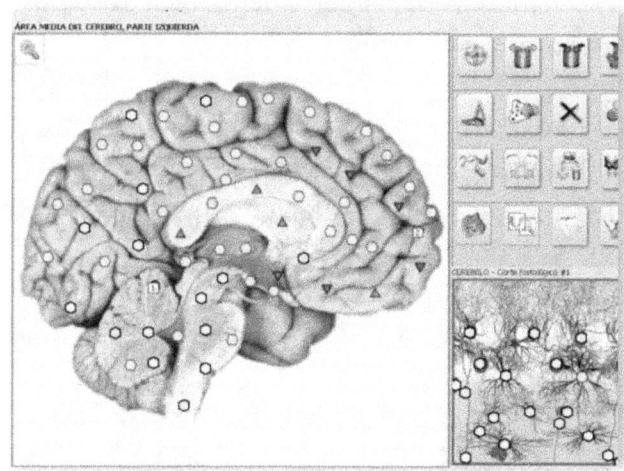

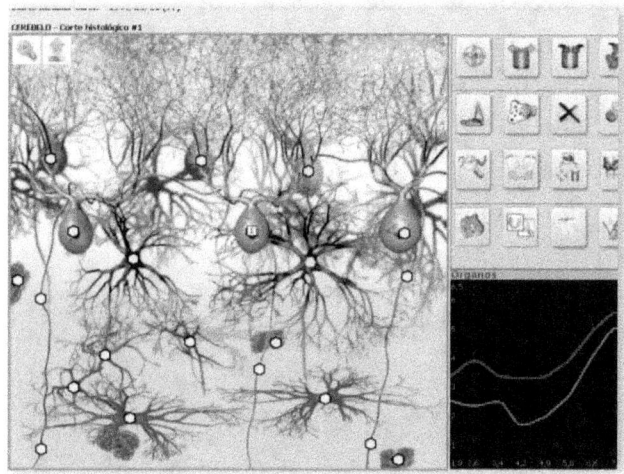

La forma de onda comienza a marcar una constante diferenciada entre las dos, tan pronto se presenta en los cortes histológicos (foto del cerebelo). Es decir, hay tóxico que debe extraerse.

Comencé con terapia con ondas desde nivel celular hacia el exterior. La imagen de colores no cambiaba, pero se podía observar que la forma de onda se volvía saludable porque la línea roja y azul se sincronizan. Esa era una buena noticia. Ahora lo que había que hacer era ayudar a detoxificar el cerebro y sacar la info del lácteo y los metales sobre todo.

El dispositivo habla de tejido dañado y pérdida de masa cerebral. Lo que quiero saber es si estamos ante pérdida de masa irreversible o ante zonas del cerebro que no responden. A efectos prácticos puede parecer lo mismo, pero de cara a recursos recuperables no tiene nada que ver.

Por otro lado, también comencé a trabajar con el intestino. Sobre todo con la intención de reconstruir la capa mucosa protectora y muco-nutritiva.

Decidí trabajar con una única aplicación de terapia con ondas por cada corte histológico y dejar descansar a la persona. Importante, recordad la delicadeza y prudencia a aplicar ante un cerebro afectado seriamente. Tener en cuenta que es el cerebro el que procesa todas las señales que El dispositivo envía y podemos colapsarlo.

En 3 meses, la mejora cerebral ha sido muy grande. Tenemos un cerebro amarillo completo.

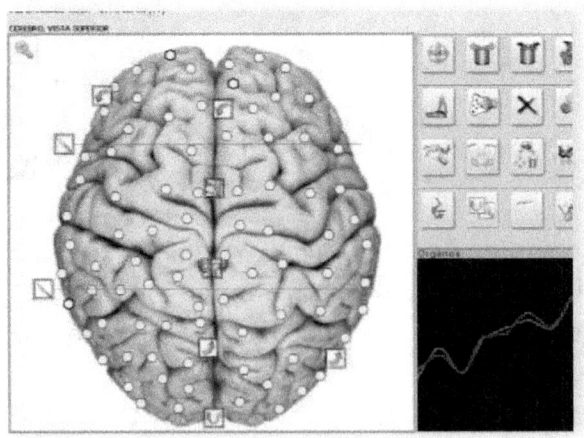

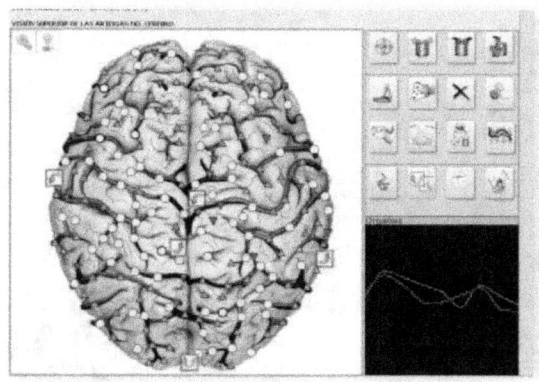

La arteriosclerosis cerebral ha mejorado (2,5 ISE) color amarillo y naranja. Todos los indicativos de enfermedad han subido de ISE. Lo que tenemos es un color amarillo y amarillo pardo presente. La limpieza de metales va poco a poco. La estabilidad del intestino hace que ya no llegue tóxico al cerebro, aunque esté lejos de estar bien. Se observa que la vena porta y la arteria no transmiten tóxicos. El estreñimiento ha desaparecido y tenemos a una persona mucho más tranquila. Emocionalmente muy estable. Y además que ha comenzado a dormir profundamente y muchas horas. Eso también parecía impensable. El trabajo se hace 1 vez por semana. Una revisión y trabajar los 2 o 3 órganos que más necesitan en ese momento. No pretende resolver sino ayudar el proceso del cuerpo.

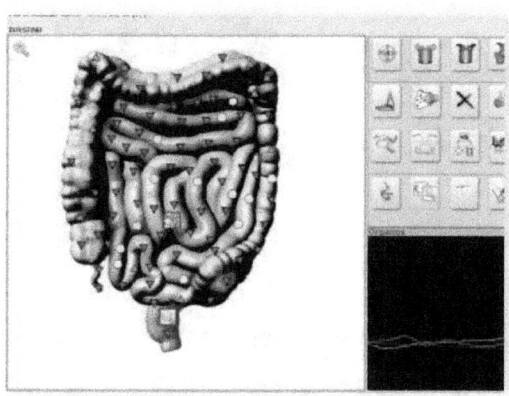

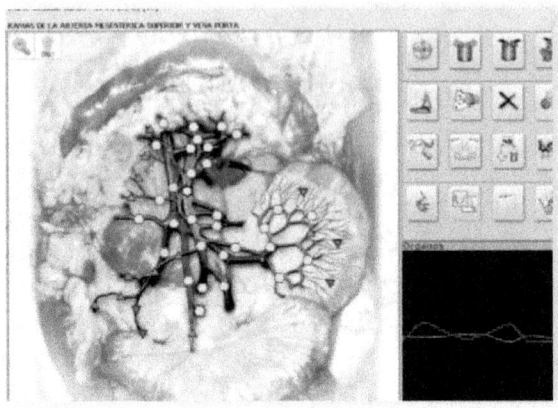

**CASO 4**

Mujer joven con nódulos linfáticos de la axila izquierda inflamados. En la primera revisión se observan patógenos a nivel profundo en los nódulos y, en general, los nódulos en color rojo. En la primera sesión se trabajan 3 zonas diferentes del sistema linfático: mesentérico, axila izquierda y mediastino.

Analizamos diferentes cortes histológicos, hasta llegar a nivel celular y ARN.

Se observa Herpes a nivel celular y mitocondrial entre otras toxinas varias. Todas en nivel 5, color marrón. La forma de onda manifiesta 1,5 de separación entre las ondas prácticamente en casi todas las gráficas a nivel celular.

Ejecutamos terapia con ondas a nivel de moléculas de atp. A nivel celular en ARN, se observan cuadrados negros (disfunción a nivel 6), que con terapia con ondas se resuelve facilmente.

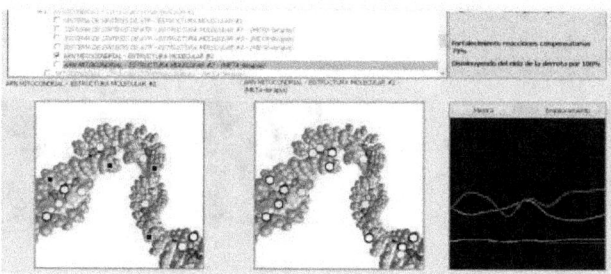

Todas reaccionan satisfactoriamente a la terapia con ondas, y queda todo prácticamente en amarillo. Lo cual nos indica que es una situación aguda, pero desde luego nada crónica ya que el cuerpo tiene capacidad de respuesta.

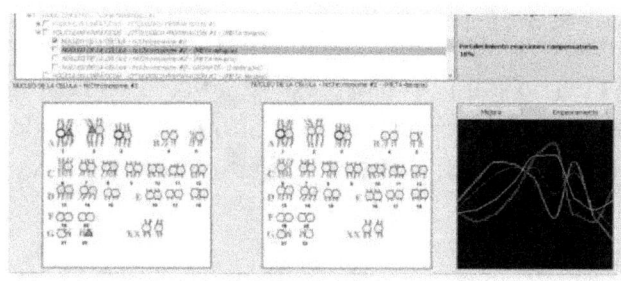

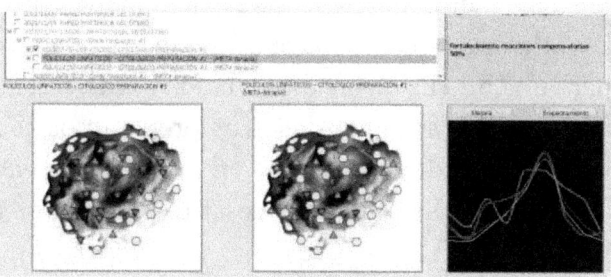

En las tres zonas que se ha aplicado terapia con ondas, se ha procedido igual y los resultados han sido de la misma índole.

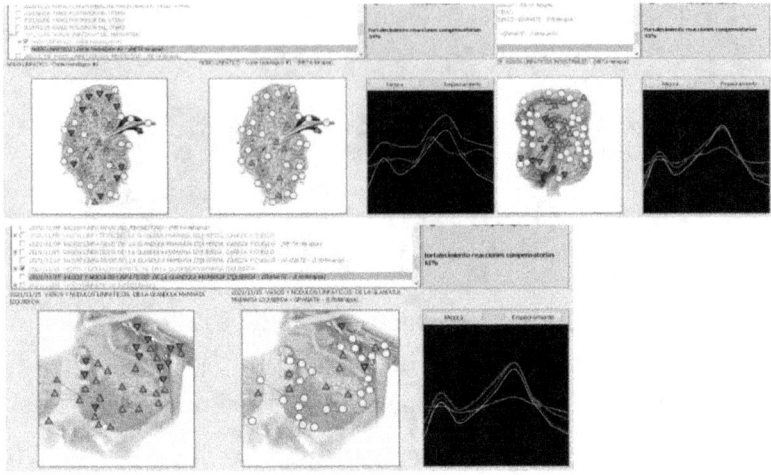

Se resuelve otra consulta en 3 días, para ver qué capacidad tiene el cuerpo para sostener ese estadio. Los resultados son brillantes. En la segunda sesión repito exactamente lo mismo. Para la tercera sesión, el sistema linfático se sostiene en salud.

## CASO 5

Terapia con ondas a distancia a una persona con una múltiple rotura de su pie izquierdo. Se le pide a la persona que descanse tranquila al tiempo que se le hace la sesión. También se le pide que prepare una botella de agua a su lado, donde el remedio será transferido al tiempo que nosotros preparamos el remedio en consulta. Se le pide que escriba en la botella: *remedio NLS para* y su nombre. Esto no es necesario, pero ayuda a dirigir mejor la información al vaso de agua. Me preparo y me centro en la persona que voy a trabajar. La conozco bien, así que no me requiere mucho esfuerzo mantener la antena centrada en ella. El sistema El dispositivo tiene su ficha de revisiones anteriores, por lo tanto, encontrará su frecuencia allá donde esté. Nosotros sólo centramos el pensamiento en su nombre o imagen y ya está. La revisión ofrece información interesante. No observa nada a nivel de colores, pero si a nivel de onda cuando revisamos la pierna izquierda. Aparece en la zona de 1,5-3Hz una curva marcada, que nos marca una alteración de onda relacionado con sistema óseo, tejidos densos y articulaciones. Me centro en las zonas que la persona me ha mandado y emito terapia con ondas. El dispositivo ofrece otra información muy interesante y es que la lumbar 5 y sacro aparecen totalmente afectadas. Así que también trató la zona con terapia con ondas a diferentes niveles. Los tratamientos los voy grabando como remedio en la botella. Ella denota en 3 días menor dolor. Se le indica que siga con las gotas.

## **CASO 6**

Una mujer joven que conozco desde hace tiempo se tumba para una revisión con el dispositivo.

Llega muy cansada y preocupada. Es cuidadora en un proceso de metástasis en etapa final. La lectura del dispositivo ofrece una imagen de todo el sistema óseo en color negro, donde se indica metástasis carcinoma en hueso. Justo lo que su madre padece.

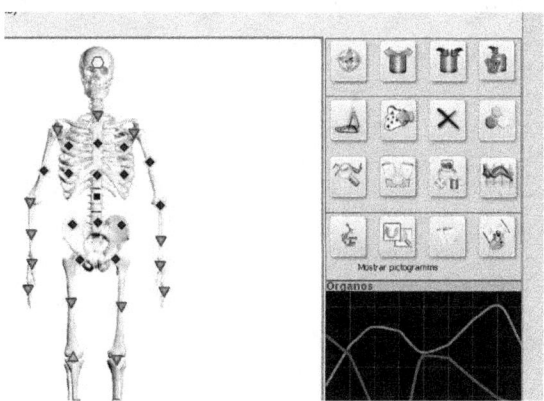

Allí tenía a la hija con una impregnación emocional de su madre o alguien que me ofrecía un puente puramente de información a su madre. La revisaba asiduamente, y sabía que no era su lectura normal. Pero observaba las ondas y aparecían totalmente distorsionadas.

Además al hacer terapia con ondas no había gran cambio.

Tenía claro que ya nada quedaba por hacer en el caso de su madre. Pero escuché lo que ella me decía: *no quiero que esta no aceptación de la muerte y enfermedad se me transmita a mí.... necesito que mi madre enfrente la muerte en paz....*

Decidí hacer terapia con ondas en todos los puntos donde aparecía patología. No sé si fue para ella o para su madre. Pero la verdad es que las dos dieron un cambio radical en los siguientes días. Ella salió de consulta más ligera y libre. Su madre en breve pidió sedación. Ahí lo dejo.

# BIORRESONANCIA A DISTANCIA

María del Carmen Rivero · Pedro Rodríguez

## EL CONCEPTO DE LA NOOSFERA

Comprender el concepto de la Noosfera es algo así como concebir la unión de la consciencia humana en una gran red Wifi. Cada mente humana tiene su propio constructo de la realidad, pero a la vez conectan las diferentes realidades en pequeñas parcelas (familiares, amigos, trabajo...) en una gran intranet interconectada a través del campo magnético de la Tierra.

La Noosfera puede justificarse a partir de diferentes teorías de eminentes científicos: la Teoría de la relatividad de Einstein y la concepción del espacio-tiempo, la noción de Bohm de un orden implicado y la de Sheldrake sobre los campos morfogenéticos. A este respecto, cabe citar el proyecto de la Consciencia Global o GCP: un proyecto de Noosfera llevado a cabo por diversas universidades de ámbito global. Donde se lleva a cabo investigaciones sobre las anomalías de la consciencia y que podría describir la interconexión de todos los seres humanos.

Rosch describió la importancia de la medicina biológica, electromagnética y de energía sutil como interfaz mente-materia. Los estudios de conciencia colectiva bien controlados con metodologías de series de tiempo han encontrado correlaciones significativas entre el tamaño del grupo de meditación, reducciones en las muertes y/o la intensidad de la guerra, así como una mejora en los índices generales de calidad de vida.

Los campos de la Noosfera son impactados de forma inconsciente, tal como si fuera el sistema nervioso vegetativo humano. Pero también puede ser abordado de forma consciente mediante técnicas de gestión de la mente: cantos, mantras, meditación, proyección. Este hecho puede ser realizado de forma individual o colectiva.

Es muy factible que gran parte del agotamiento que viven muchas personas y que son descritas por doquier tenga una gran relación con la percepción global de agotamiento que vive todo el planeta en relación a la descrita como pandemia por COVID. Unido a otras variables como son el aumento de la contaminación electromagnética de radiaciones no ionizantes, el aumento de personas altamente sensibles (PAS) y el empeoramiento de los estilos de vida humanos (sedentarismo, alimentación, estrés ...).

## UN RECORDATORIO DEL PARADIGMA CUÁNTICO

La kinesiología cuántica ®, desarrollada por Fernando Bernal y Vicenta Alguacil en 2006 (Centro Vida Sana), propone un paradigma de salud basado en que el Universo es un campo de información cuántica, y que todo y todos formamos parte de ese campo. Esto implica que para que nuestros átomos, moléculas, tejidos, órganos, sistemas, etc., puedan funcionar de manera eficaz, es imprescindible que nuestra información cuántica esté en armonía dentro del propio organismo y respecto al Universo entero. Cuando se altera este campo de información, se afecta negativamente a nuestra salud.

El campo cuántico recoge toda la información con todas las variables posibles de lo que es, lo que ha sido, lo que será, y lo que podría haber sido. Es como una gigantesca base de datos que contiene todos los elementos que conciernen a cada existencia. Es un mar universal de existencia potencial y abstracta.

Para explicar el paradigma cuántico, partiremos de la premisa de que todo lo que existe está formado por campos activados de electrones, que en su movimiento generan ondas electromagnéticas. Estas ondas poseen frecuencia y por lo tanto vibración. Cuanto más baja es la vibración, más densificación habrá, hasta llegar a un estado de máxima densidad que es lo que conocemos como materia. La materia se puede palpar y medir, es percibida por nuestros sentidos.

Mayor Frecuencia = Menor Densidad

Menor Frecuencia = Mas Densidad

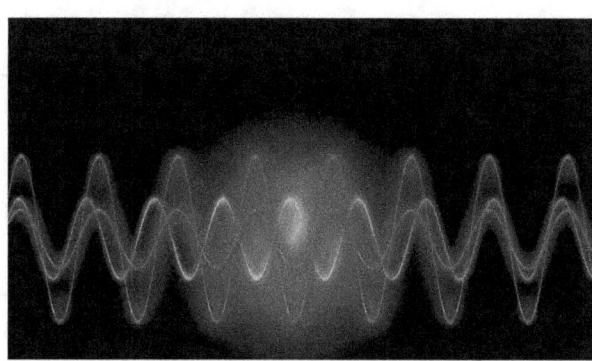

La energía no tiene masa (no hay densificación) y vibra a tan alta o baja frecuencia que no la podemos percibir. La energía es información que vibra.

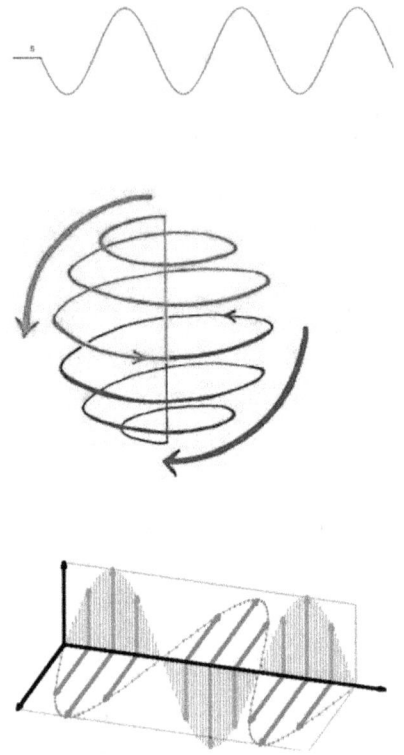

De esta manera se puede afirmar que todo lo que existe está constituido de Materia, Información y Energía, la diferencia entre cada uno de estos estados radica en la frecuencia de vibración de los electrones. Es este patrón frecuencial el que porta la información.

Lo que tocamos, comemos, olemos, nuestras emociones, sentimientos, pensamientos, son patrones vibracionales que portan información. Nuestros órganos de los sentidos están adaptados para percibir información dentro de un rango frecuencial estrecho, el rango de lo denso o material.

Si miramos una imagen del espectro visual, éste ocupa un intervalo de frecuencia muy pequeño. La vibración de alta frecuencia, así como las de muy baja frecuencia, se escapan de la percepción de nuestros sentidos materiales, lo que no significa que no existan.

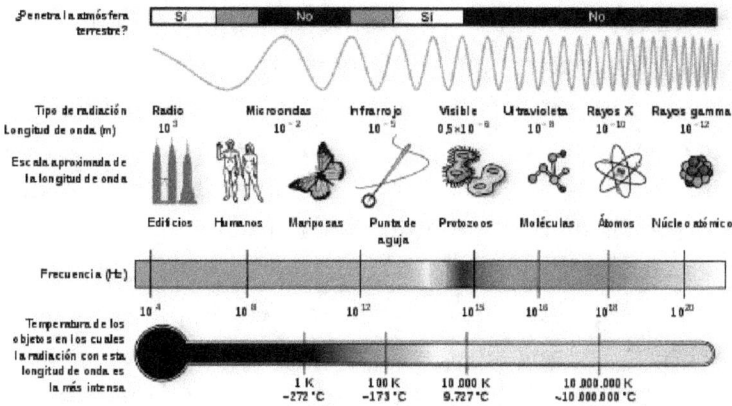

## CÓMO CONECTAMOS A DISTANCIA

Antes de comenzar a explicar cómo hacemos el testaje a distancia, se hace imprescindible aclarar unos cuantos conceptos. Como en todas las comunicaciones tiene que haber un emisor, un receptor y un canal, y la información propiamente dicha que circula de uno a otro a través del canal.

Nuestro emisor/receptor es nuestra conciencia. La conciencia se puede definir como un pedazo de universo dentro de nosotros, que también pertenece al campo cuántico universal. Algunas personas también lo llaman alma, es un subproducto del espíritu que se introduce en la materia densa.

El canal, es lo sutil o energía sutil, es el mundo de lo inaparente, lo que no percibimos con nuestros órganos materiales (los sentidos).

Se dispone formando un campo que rodea y penetra nuestro cuerpo, llegando a cada uno de nuestros órganos y células, incluso hasta los microtúbulos que constituyen el citoesqueleto celular. Es una estructura holográfica flexible y fluida que se modifica en función del estado psicobiológico de la persona (su pensamiento, su emoción y su metabolismo).

Otra característica es que aunque es individual no tiene límites. Es una percepción instantánea inconsciente que conecta nuestro interior con el exterior, como una antena que emite y recibe constantemente información. De este modo podemos percibir los estados de humor de aquellos que nos rodean, aún antes de entablar una comunicación consciente.

La energía sutil y la energía densa están en estrecha relación. La energía densa sería la materia, el cuerpo físico, que depende de la energía sutil, el llamado cuerpo etérico o cuerpo sutil. En el campo energético está la información que rige la materia, esto quiere decir que en la energía sutil se encuentra la fuerza motriz de la naturaleza.

La manera de conectarnos y utilizar el canal es a través de la intención. La intención no es creencia, fe, ni deseo; es la determinación de tener y actuar, es una certeza incuestionable. Es una creación de la mente. La mente es lo que pone límites a esa intención, y es lo único que nos separa del Universo.

Uno de los requisitos indispensables cuando queremos testar o tratar a distancia es estar en presencia, o atención plena. Se puede resumir como el estar en el aquí y ahora. No podemos realizar un testaje o tratamiento fiable si mientras lo hacemos dejamos que nuestra mente vague por otros pensamientos. Habitualmente tenemos mucho ruido mental, por desgracia es muy frecuente estar haciendo una tarea y pensando en la siguiente, haciéndonos listas mentales, o recordando lo que nos ocurrió el día anterior. Para solucionar esto, la práctica de la meditación nos ayuda a entrenarnos a estar en el presente.

**Nuestra intención, en atención plena, influye en nuestra conciencia para poner y obtener información del Universo, el cual funciona como una enorme "base de datos".**

## PREPARACIÓN A LA CONEXIÓN

Como se ha dicho anteriormente, la manera de conectarnos con el campo de información es a través de la intención manteniendo una atención plena. Conseguir un buen estado intencional es lo que va a proporcionar un mejor acceso al campo de información, para ello se pueden utilizar distintas técnicas. Una de ellas, como ya se ha comentado, es la meditación. Otra de las más simples es la respiración consciente. Hacer respiraciones conscientes consiste en mantener toda nuestra atención en dicho proceso fisiológico.

Cuando inhalamos por la nariz y exhalamos por la boca se genera una corriente energética, creando de esta forma un circuito de energía. Consiste en inhalar al máximo haciendo una respiración torácica, hinchando los pulmones y no el vientre. El circuito consiste en inhalación máxima, apnea, exhalación máxima, apnea. Esta apnea es una pausa en la respiración y dura muy poco, pero si se ignoran las apneas, se crea hiperventilación. La inhalación y la exhalación deben durar lo mismo, de esta manera se crea un efecto acordeón.

Una vez que nuestra atención está en el aquí y en el ahora, nos podemos conectar con el campo de información con nuestra intención. Cuando testamos tanto presencialmente como a distancia, nuestra intención le pregunta a la conciencia del paciente, y su conciencia responde sí o no.

## INTERFERENCIAS

Al igual que un cable roto, es posible que se distorsione la señal y se reciban o emitan datos erróneos si existen interferencias. Cuando nos conectamos a distancia debemos ser muy cuidadosos de que no existan estos obstáculos que pueden afectar a nuestra intención o a nuestra atención.

Uno de los bloqueos más habituales es en el testaje a familiares o personas queridas, en los que nos puede resultar más complicado mantener una intención neutra y no querer manipular inconscientemente el resultado.

Otra de las interferencias más obvias que debemos tener en cuenta, es que si nosotros o el paciente estamos en un estado alterado de la conciencia como pueda ser por consumo de drogas, incluido el alcohol, medicamentos, o incluso por ansiedad o en shock, además de dificultarnos la conexión, nuestra atención no será plena y tanto la conexión como el testaje se pueden ver manipulados por esta situación.

Por último, también hay que tener en cuenta las sobrecargas electromagnéticas del ambiente, por lo que es mejor evitar hacer una sesión a distancia en un día de tormenta ya que puede no ser lo ideal.

## RECEPCIÓN DE LA INFORMACIÓN

Para testar a distancia a otras personas con Biorresonancia, no es necesario que la otra persona esté conectada online con nosotros en ese momento. Esto quiere decir que podríamos hacer un testaje previo a la consulta online, y posteriormente hacer la consulta. Sin embargo uno de los requisitos imprescindibles es mantener nuestro foco de atención en dicha persona, para ello hay una serie de tips que pueden ayudar, como es visualizar a la persona. Esto lo podemos hacer simplemente recordándola si la conocemos, visionando una foto suya, o enfocándonos en datos personales como pueden ser su nombre completo y fecha de nacimiento, o en el caso de la consulta online, hablando con ella directamente ya sea por teléfono o videollamada.

Para la conciencia esto sería como si marcásemos su número de teléfono cuántico y, de esa manera, la persona estableciera una comunicación inconsciente con nosotros.

Una vez que hemos conectado con la conciencia del paciente podemos proceder al testaje con Biorresonancia, para ello colocaremos nuestros sensores sobre una simulación del paciente. Por ejemplo con el sistema de auriculares de El dispositivo®, podríamos poner un globo o un cojín en el espacio donde debería estar la cabeza del paciente, o, directamente, otra persona que se preste a ello, siempre que focalicemos que el testeo no es ni para el objeto ni para la persona presente, sino para el paciente al que se le está haciendo la sesión a distancia. Con el resto de sistemas de Biorresonancia se podría proceder de igual manera. Durante el escaneo de la máquina nuestra concentración debe estar en que la onda que estamos emitiendo con el aparato pasa a través del cuerpo físico del paciente y es recibida de vuelta a nuestro receptor.

Antes de dedicarnos profesionalmente a hacer consultas a distancia, la mejor manera de confiar en nuestro testaje y los resultados obtenidos con el aparato de Biorresonancia es practicando una y otra vez, a modo de juego. Podemos empezar testando a nuestra familia o amigos, estando en la habitación de al lado, y repitiendo el test de nuevo con la máquina. De este modo comprobaremos que los datos que hemos obtenido son fiables y nos facilitará conectarnos más fácilmente en las siguientes consultas.

Lo maravilloso de esta herramienta es que además de evaluar lo que le pasa a una persona determinada para poder ayudarle, también se puede aplicar a distancia el tratamiento correspondiente tal y como si estuviera en nuestra camilla.

Cuando emitimos una onda de tratamiento con el aparato de Biorresonancia, la persona recibirá esta onda aunque esté a miles de kilómetros de distancia.

El proceso aquí descrito parece poco creíble y sacado de la ciencia ficción, pero por muy escéptico que seamos se puede comprobar con relativa facilidad, siempre y cuando logremos mantener el estado de atención e intención.

## DESCARGA Y COPIA DE INFORMACIÓN CUÁNTICA

Una vez que hemos experimentado el testeo y el tratamiento a distancia con Biorresonancia, podemos ir un paso más allá con la descarga y copia de información cuántica directa para compararla o aplicarla con nuestra máquina.

Por ejemplo, podemos comprobar cómo la aplicación de un tester determinado en un paciente hace una determinada modificación en el sistema y, posteriormente, copiar con nuestra intención en un vial con agua esa misma información, y volver a comprobar con el aparato el resultado.

Para copiar el contenido de un tester podemos comenzar sosteniendo este en una de nuestras manos, y el tester "en blanco" en la otra, y con nuestra intención declarar que se copie la información del tester original en el otro vial. De esta manera se puede ir copiando la información de cualquier cosa, incluido virus, bacterias, tratamientos, etc.

Cuando carecemos de ciertos tester para copiarlos, podemos ir un paso más allá y copiar en nuestro vial "en blanco" información directamente descargada del campo cuántico universal, o incluso copiar la información de la onda invertida en el caso de que la queramos utilizar para colapsar cierta información.

## BIORRESONANCIA VS KINESIOLOGÍA CUÁNTICA

La Biorresonancia nos ofrece una ventaja respecto a la kinesiología cuántica® en la medida que nuestra experimentación pasa a través de un aparato de medición y, de esta manera, podemos comprobar con nuestros sentidos, la vista, que se está llevando a cabo un proceso y los resultados que se obtienen de su aplicación.

A efectos prácticos no supone diferencia, pero nuestras creencias limitan nuestro campo mental, de manera que el hecho de usar un aparato para confirmar o descartar nuestra experiencia, nos da la tranquilidad de que lo que hacemos se está llevando a cabo tal y como pretendemos.

Con la kinesiología cuántica® será el propio paciente tras la aplicación de los diversos testajes y tratamientos el que nos pueda confirmar o refutar nuestro trabajo, puesto que nosotros mismos somos los receptores y emisores directos de la información a través de los test musculares hechos en nosotros mismos o en una tercera persona, y no habrá ninguna otra manera de comprobar los resultados.

La ventaja de la kinesiología cuántica® respecto a la Biorresonancia es que nos permite testar y tratar a cualquier ser, no necesariamente nuestro paciente tiene que ser humano, se puede hacer el testaje a nuestras mascotas y plantas. Y además lo testado es ilimitado, ya que no depende de ningún software de ninguna máquina, sino que al hacerlo directamente desde el campo cuántico las posibilidades son infinitas, solo limitadas por nuestra propia mente.

## RESUMEN DE "PROTOCOLO" DE BIORRESONANCIA A DISTANCIA

1. Conexión con el campo cuántico - meditación, intención, atención.
2. Identificación del canal - conexión cuántica con el paciente.
3. No interferencias - comprobación de que no hay nada que nos altere el testeo.
4. Emisión de la onda de testaje con Biorresonancia sobre un sustituto - colocación de sensores en un objeto o tercera persona.
5. Recepción de la onda de testaje en nuestro aparato de Biorresonancia. (Al principio podemos comparar con y sin la propia persona para coger confianza).
6. Tratamiento por emisión de ondas - Aplicación de tester copiados o descargados y comparación con originales.

# ESTUDIO Y TESTER DE PRODUCTOS

**Pedro Rodríguez**

Los sistemas de Biorresonancia son un sistema no sólo de diagnóstico y también de tratamiento, a partir de múltiples líneas de trabajo:

1. Normalización de la onda, a veces denominada Terapia con ondas . Mediante la emisión de una onda del dispositivo tiende a regular la disfunción. Como cualquier herramienta terapéutica precisa de llevar a cabo cada X tiempo para que se pueda potenciar sus efectos.
2. Traslación de frecuencias de productos que pueden ser incorporados al individuo mediante diferentes vías: oral o táctil. Dentro de las afinidades que dispone el sistema y propone tras el estudio, podemos encapsular el producto dentro de un recipiente de agua con la frecuencia para que pueda ser ingerida. También emitida por pulso.
3. Estudio de diferentes productos según anamnesis o afinidades descritas por el sistema al incorporar su frecuencia en bandejas incorporadas al dispositivo. Esta vía permite pautar una serie de tratamientos individualizados que permiten el tratamiento domiciliario adquirido por el paciente en su distribuidor habitual.

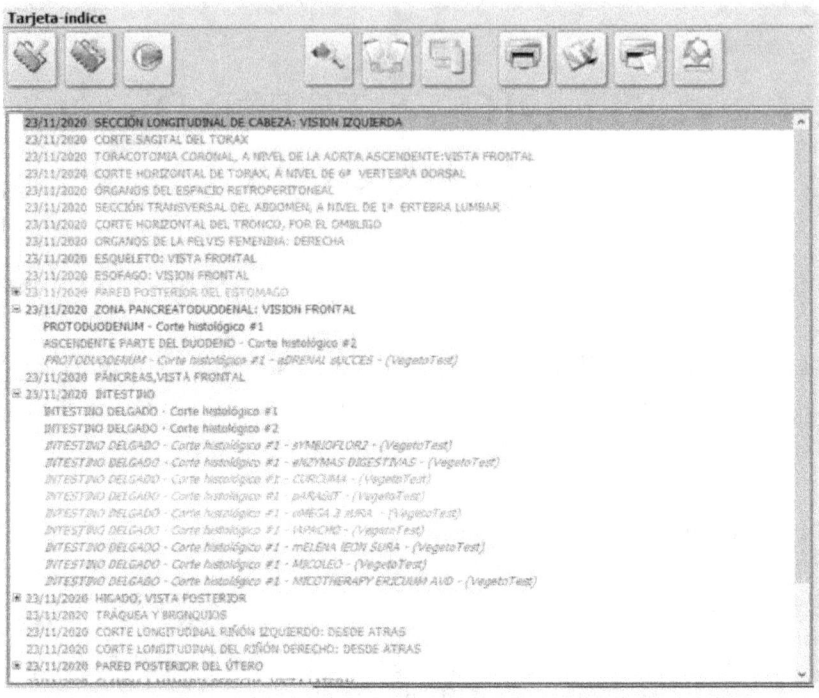

El proceso de estudio arroja una serie de datos y colores que indican habitualmente y por regla general lo siguiente:
- Verde: además de mejoría indica que el producto va en la línea de lo que el órgano precisa ya sea en el segmento físico, psíquico o espiritual.
- Naranja: aunque exista una mejoría en la comparativa nos indica que el producto no se encuentra dentro del rango terapéutico necesario.
- Rojo/rojo granate: puede indicar Herxeimmer, ningún tipo de mejora o, según el proceso fisiológico estudiado, un proceso de desanclaje. Por ejemplo, es habitual que cualquier estudio de suplementación tipo PUFA pueda indicar un empeoramiento de la luz arterial dado que va a originar una mejoría sobre las células espumosas arteriales.

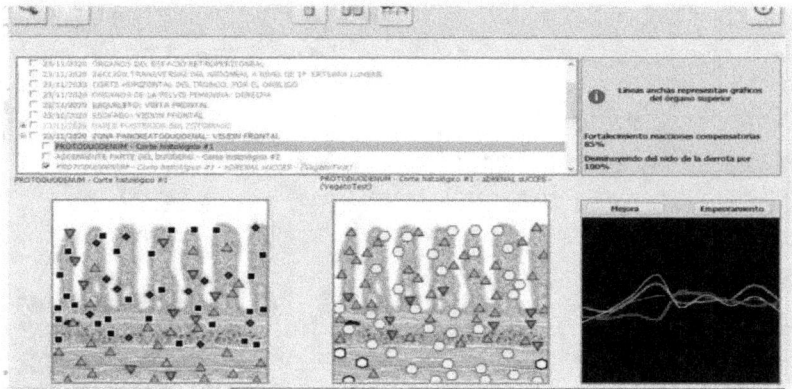

El proceso de tester indica unos valores predictivos de mejoría ante la sinergia de este producto. La mejoría con el producto resultante también nos da indicaciones sobre el trasfondo patognomónico. En este caso el proto duodeno es sensible a altos niveles de Noradrenalina y Cortisol.

El estudio de recipientes debe de realizarse con recipientes de cristal con el fin que pueda proyectar la energía lo mejor posible al vegatest.

## COPIA DE PRODUCTOS

Las interfaces de Biorresonancia generan una serie de propuestas por afinidades y tipología de tratamientos: homeopatía, litoterapia, alopatía, fitoterapia,...

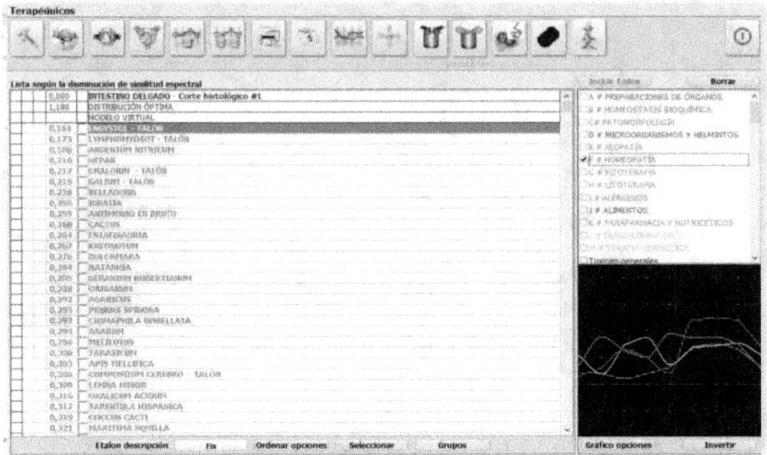

Estos sistemas permiten transferir la frecuencia en forma de onda a un recipiente con agua, para que la persona pueda tomar su propio preparado adaptado.

## TESTER MENTAL.

Al igual que en Kinesiología se puede llevar a cabo una serie de preguntas aunque la bandeja no lleve incorporado el producto. Esto es viable cuando el terapeuta tiene o ha tenido contacto con la frecuencia del producto o no genera interferencias de carácter cognitivo a la hora del testaje.

# APROXIMACIÓN AL ESTADO DE SALUD INTESTINAL

**Susana Benito**
*"Todas las enfermedades empiezan en el intestino"*
*Hipócrates Grecia, 460-377 a.C.*

## SALUD INTESTINAL

La salud intestinal es la base de la salud general de un individuo debido a su importancia crucial en la función de defensa de mucosas (MALT), absorción de nutrientes y metabólica gracias a la microbiota.

Los factores fundamentales que condicionan una adecuada salud digestiva se pueden resumir en:

**Microbiota:** La **microbiota** es el conjunto de los microorganismos que, reunidos en un nicho ecológico, pueblan un hábitat de manera estable con un patrón individualizado en mucosa digestiva (de boca a ano), mucosa respiratoria y de la esfera ORL (oído y laringe), genitourinaria y piel.

Está formada en una simbiosis mutualista por bacterias (las más numerosas), arqueas, virus-fagos, hongos-levaduras y protozoos. La mucosa digestiva es la de mayor extensión y por ende la que mayor importancia tiene a nivel de microbiota, generando múltiples ejes con diferentes sistemas, siendo especialmente importante el eje intestino-cerebro.

Dentro del sistema digestivo existe a nivel cuantitativo un gran número de microorganismos en boca e intestino grueso y, en menor cantidad, en intestino delgado, estómago y esófago.

La identificación de la microbiota puede obtenerse por cultivo <20% y por PCR* > 80%.

El intestino delgado se encarga de la absorción y digestión de nutrientes e interviene en la inmunotolerancia.

El intestino grueso se asocia al metabolismo del microbiota y los ácidos grasos de cadena corta.

*PCR (Reacción en cadena de la polimerasa): Es una técnica que identifica por el código genético la identidad de un organismo. La flora del colon se divide en SACAROLÍTICA (colon ascendente o derecho) y PUTREFACTIVA (colon descendente o izquierdo).

Lo más importante es el equilibrio, homeostasis o eubiosis* entre todas las estirpes de microbiota.

Cuando hay un desequilibrio o disbiosis es frecuente encontrar un patrón de:
- **Disminución de las buenas** (Protectoras, inmunomoduladoras, muco-nutrititivas, fibra y neuroactivas).
- **Aumento de las "malas"** (Proteolíticas, reductoras de S o productoras de metano).

En consecuencia, hay alteración de la permeabilidad, inmunidad e inflamación.

***Homeostasis o eubiosis**: Términos relacionados con el equilibrio global de un sistema. Eubiosis significa equilibrio de la microbiota.

## TIPOS GENERALES DE MICROBIOTA INTESTINAL

| | |
|---|---|
| **INMUNOMODULADORA**<br><br>Consumen Hidratos de Carbono | Responsable de la tolerancia antigénica.<br><br>Escherichia Coli. Director principal de la inmunorregulación.<br>Enterococo faecalis. Íntimamente relacionado con la IgA ("Betadine" de mucosas). |
| **PROTECTORA**<br><br>Consumen Hidratos de Carbono.<br>Los Bacteroides metabolizan también proteína. | Resistencia a la colonización de microorganismos extraños<br><br>o Lactobacillus<br>o Bacteroides<br>o Bifidobacterium |
| **MUCONUTRITIVA**<br>Sacarolítica | Fundamental el mantenimiento del moco e integridad del epitelio intestinal.<br><br>o Akkermansia muciniphila<br>o Faecaliumbacterium praustnizi<br>o Bifidobacterium adolescentes<br>o Rominococo brommi |
| **PROTEOLÍTICA** | |

| | |
|---|---|
| Proteínas<br><br>Bloqueo en el eje intestino-cerebro con bloqueo de los NRT, sobre todo la 5HT dando síntomas psicológicos (depresión, desánimo, etc). | Una síntesis excesiva de aminas, poliamidas, indoles o amoniaco tiene un efecto proinflamatorio.<br><br>El aumento de las aminas biógenas en inflamación produce un acúmulo de NH3 por bloqueo ciclo de la urea, sobrecarga hepática y alcalinización del pH.<br><br>Hongos (En forma de micelio/hifas son patógenas)<br><br>Estos patógenos facultativos puede producir bloqueo en el eje intestino cerebro a nivel de los neurotransmisores, sobre todo la 5HT (serotonina) dando síntomas psicológicos (depresión, desánimo, etc). |

Se denominan BACTERIAS DE ESTABILIZACIÓN a las de estirpe Inmunomoduladora, Protectora y Muco-nutritiva, fundamentales en los mecanismos de regulación y normal funcionamiento de la microbiota.

Una gran incidencia de parasitosis se registra en terrenos disbióticos (con desequilibrio o alteración de la microbiota) o con alteración de las bacterias de estabilización con clínica eosinofílica* asociada. Es preciso tratar el terreno y la administración de antiparasitarios.

*EOSINOFILIA: Relacionado con el sistema inmune que provoca las alergias (moco, asma, alergias alimentarias, etc.)

## FUNCIONES DE LA MICROBIOTA

**1- Función digestiva y metabólica:**
Permite la digestión del alimento, la obtención de vitaminas, minerales y de la fibra para ácidos grasos de cadena corta (AGCC). La microbiota sintetiza aminoácidos esenciales, las vitaminas u optimiza la absorción en un medio intestinal ácido de Calcio, Magnesio, Sodio, Hierro. Permite la degradación de xenobióticos (sustancias artificiales creadas por el hombre) por las sales biliares, neutraliza las aminas heterocíclicas y las nitrosaminas procancerígenas.

**2- función nutritiva y trófica:**
Homeostasis de la función de pared y moco mediante el normal funcionamiento de las *Tight Junctions** que permiten la absorción selectiva de nutrientes.
**Tight Junctions* son los elementos de apertura selectiva de las células intestinales para permitir la absorción de nutrientes. Una apertura sin cierre regulado produce hiperpermeabilidad intestinal y un paso indiscriminado de todo aquello beneficioso como tóxico para el organismo.

**3- función de barrera:**
Protección frente a los elementos microbianos patógenos o frente al sobrecrecimiento de patógenos facultativos mediante la exclusión competitiva por conflicto de espacio y alimento, secreción de la inmunoglobulina A (IgAs o "Betadine de las mucosas") , sustancias antimicrobianas, mantenimiento del pH ácido y lisozimas.

**4- función de inmunomodulación:**
Señalización y modulación de la GALT (*Gut-associated lymphoid tissue* o tejido linfoide asociado a intestino) y la expresión génica.

Tolerancia antigénica y control de la inflamación.
El uso de antibióticos y vacunas pueden alterar la microbiota generando un aumento en las enfermedades inflamatorias intestinales como el Crohn, DM1, Asma, EM...

**5- sistema nervioso entérico:**
Importancia del X par o sistema parasimpático ventral en el eje intestino-cerebro y como señalizador de bienestar intestinal y psicológico.

Una disbiosis produce dolor, estrés, labilidad emocional y determinados neurotransmisores, que son las palabras químicas de los sentimientos y sensaciones.

Una microbiota sana es indispensable para un óptimo neurodesarrollo y en los procesos de aprendizaje.

## SÍNTOMAS DE DISBIOSIS

Cansancio, cefalea, migrañas, piel muy seca, picores, pseudoalergias, tendencia a la hipertensión arterial. Diarrea y/o estreñimiento, gases, dolor de tripa, hinchazón abdominal, lengua saburral seca y blanquecina, intolerancias alimentarias (lactosa, fructosa, alteraciones en la inmunotolerancia), colon irritable, SIBO, H. pylori. Alergias, dermatitis, asma, urticaria, infecciones de repetición, autoinmunidad, reacciones alérgicas. Obesidad, esteatosis, DL, aterosclerosis. Labilidad emocional, depresión, ansiedad, alteraciones del sueño, déficit de atención, autismo, alteraciones en la alimentación, compulsiones.

## BIOFILMS

Las bacterias intestinales forman colonias de microorganismos sésiles o con forma de seta, que se fijan a la mucosa digestiva en una interfase sólido/líquida como el agua o sangre (a modo de biopelícula o biofilm) de manera irreversible mediante una matriz extracelular polimérica.

Se forma una especie de "comunidad o microcolonias" que les confiere protección contra el sistema inmune, contra la acción de los antibióticos, las fluctuaciones de pH, temperatura y humedad, se favorece la disponibilidad de nutrientes y la expulsión de desechos, genera un mejor aprovechamiento del agua al formar canales y permite la transferencia de ADN en forma de plásmidos (ADN circular propio de bacterias), que asegura la evolución y adaptabilidad al medio.

Las bacterias, aerobias como anaerobias, supondrían un 15-20% del volumen de un biofilm y un 75% la matriz extracelular, donde un 97% sería agua.

Los exopolisacáridos producidos por estos microorganismos formarían la cubierta de la matriz junto con proteínas, ácidos nucleicos y resultantes de la lisis bacteriana, denominadas sustancias poliméricas extracelulares. Estas sustancias pueden tener carga neutra o polianiónica, y son responsables de la resistencia de fármacos antimicrobianos al quedar atrapados en la matriz sin posibilidad de afectar a las bacterias.

A su vez, estas sustancias poliméricas extracelulares pueden interaccionar con metales pesados.

El mecanismo por el cual las bacterias o los propios biofilm se adhieren a una superficie se denomina *quorum sensing*, a través de señales químicas o moléculas de comunicación llamadas autoinductores, permiten detectar la existencia de microorganismos vivos, las condiciones ambientales y la densidad de población existente.

Los biofilms son factores fundamentales en la patogenia infecciosa como la endocarditis, cistitis crónica, osteomielitis, prostatitis crónica, caries, amigdalitis crónica, sinusitis crónica, colesteatoma y en dispositivos médicos de todo tipo como timpanostomía o tubos endotraqueales y la resistencia farmacológica antimicrobiana.

## ALIMENTACIÓN

Una adecuada alimentación basada en productos lo más naturales posibles como los procedentes de la agricultura o ganadería ecológica, a ser posible libre de tóxicos (manufacturados, enlatados o plastificados, disruptores endocrinos, pesticidas, germicidas, antibióticos, aditivos saborizantes, conservantes o colorantes, etc.), con temperaturas de cocción inferiores a los 100º, lo menos procesado posible en utensilios de cocina de cristal, cerámica, madera o titanio permite una adecuada calidad nutricional del alimento así como un menor ingreso de toxicidad procedente del exterior.

Es además un factor determinante para una adecuada biodiversidad de la microbiota. Existen disbiosis intestinales asociadas a un consumo excesivo de hidratos de carbono, de proteínas o un bajo consumo de fibra.

**SISTEMA DIGESTIVO:**

La integridad funcional del sistema digestivo es primordial y para ello el objetivo fundamental es mantener el adecuado nivel de pH específico.

Existen barreras preepiteliales que preservan no sólo una adecuada función absortiva y metabólica, sino de mantenimiento de la homeostasis microbiana como son la saliva, el ácido clorhídrico gástrico, las sales biliares y las enzimas pancreáticas.

A nivel epitelial intestinal es prioritario el normal funcionamiento de la permeabilidad intestinal selectiva de las tight-junctions, los mecanismos de apertura controlada para las sustancias nutritivas y aquellas que sean necesarias ingresar en el torrente sanguíneo, no permitiendo la absorción de tóxicos, microorganismos, etc. Así como una correcta producción y mantenimiento del moco intestinal que estabiliza la microbiota.

La integridad del hígado como elemento detoxificador y la competencia del páncreas en sus funciones endo y exocrinas son dos aspectos que vigilar dado que las disbiosis intestinales con o sin hiperpermeabilidad intestinal pueden sobrecargar y deteriorar la función hepática, mientras que la insuficiencia endocrina pancreática puede suponer problemas malabsortivos por la limitación en la excreción de enzimas pancreáticos.

### GESTIÓN DEL ESTRÉS:

La influencia de los estados estresantes a nivel no sólo físico sino psico-emocional tiene un alto impacto a nivel global y muy sensiblemente a nivel digestivo, disminuyendo la calidad reparativa tisular, generando estados pro inflamatorios y disbiosis intestinal.

### TOXICIDAD Y CONTAMINACIÓN:

- Uso de POLIFARMACIA con destrucción de las bacterias de estabilización: Ácido acetilsalicílico (AAS), paracetamol, Corticoides, anticoagulantes orales, antiinflamatorios no esteroideos, inhibidores de la bomba de protones (prazoles), antibióticos

- Radiaciones: Su efecto pernicioso depende del tiempo y cantidad de exposición.

**Radiaciones ionizantes** (móviles, microondas, antenas de televisión, radares y radiolocalizadores): Ondas electromagnéticas de frecuencia muy alta capaces de romper enlaces químicos a nivel molecular celular (ADN).

**Radiaciones no ionizantes**: Ondas electromagnéticas de baja frecuencia presentes en las radiaciones por infrarrojo, ultravioleta, láser, etc.
- Efectos térmicos: Se produce un incremento de temperatura y un cambio de oscilación en las moléculas de agua de diferentes tejidos como el hígado, páncreas, ganglios linfáticos, el estómago y vesícula biliar.
- Efectos atérmicos: Inducción de corrientes eléctricas que pueden estimular las células nerviosas y musculares.
- **Metales pesados:** Los metales pesados son un grupo de elementos, definido en términos generales, que presentan propiedades metálicas, incluida la capacidad de conducir calor y electricidad. En la mayoría de los casos, la clasificación de un metal pesado se basa en el peso molecular, el número atómico o en propiedades físicas relacionadas. Los metales pesados no son biodegradables y permanecen en el medio ambiente durante largos periodos de tiempo, siendo un factor determinante en la aparición y progreso de múltiples patologías. Los más importantes con relación a la salud son el plomo, mercurio, cadmio, níquel y zinc y otros intermedios como el arsénico o aluminio.
- 

Microbiota y metales pesados tienen una acción dual ya que, por un lado, los metales pesados tienen un efecto muy tóxico sobre la composición de la microbiota al estar en contacto directo con ella y pueden marcar el desarrollo o progresión de diferentes enfermedades y, por otro lado, la microbiota eubiótica tiene un efecto protector frente a los metales pesados.

## ACCIONES DE MICROBIOTA FRENTE METALES PESADOS:

- Función de barrera o limitación en la absorción.
- Reducción-oxidación de Metales Pesados.
- Eliminación de tóxicos secundario a la renovación del epitelio intestinal en 3- 5 días.

La finalización del ciclo celular de las células intestinales al ser renovadas permite la excreción de los tóxicos contenidos en ellas. Los probióticos administrados oralmente pueden cambiar las proteínas transportadoras de metales manteniendo la normofunción de barrera intestinal.

Una buena medida terapéutica para el tratamiento de una disbiosis inducida por metales pesados es la hidroterapia colon.

## ACCIONES DE METALES PESADOS FRENTE A LA MICROBIOTA

La disbiosis inducida por metales pesados en la composición de la microbiota intestinal conduce invariablemente a cambios en las concentraciones de AGCC (ácidos grasos de cadena corta), de vitaminas y otros cofactores a través de la digestión de polisacáridos. - Alteran el pH, la función de barrera y absorción, el equilibrio oxidativo y concentración de enzimas detoxificadoras o las proteínas involucradas en el metabolismo de metales pesados.

Es importante entender que en un medio donde los metales pesados están aislados, la realización de un mineralograma de cabello o heces puede resultar negativo, por lo que es fundamental realizar una provocación o movilización de dichos depósitos mediante quelantes u oxidantes que permita tipificar, cuantificar y evaluar su excreción. - **Deporte y actividad física.**

Beneficios del deporte a nivel intestinal o Aumentan los niveles de Akkermansia muciniphila, mejorando así la gluconeogénesis y disminuyendo los factores de riesgo cardiovascular y enfermedades inflamatorias.

- Aumento de la producción de butirato, alimento principal de la Akkermansia muciniphila.
- Optimización del funcionamiento y diversidad de la microbiota. o Influye en el normal funcionamiento de la permeabilidad intestinal, evitando el paso de tóxicos y microorganismos a sangre o Mejora la función inmune entérica.
- Efecto global positivo sobre el sistema
- psiconeuroinmunoendocrino, el sistema neurovegetativo y el sistema nervioso entérico.

Se recomienda siempre una práctica deportiva moderada, evitando altas demandas físicas que puedan generar un estado de oxidación mantenido y siempre adaptada a las características físicas y metabólicas del individuo.

# DISBIOSIS Y BIORRESONANCIA

## María Pérez

*"La vida es una cuestión de ondas electromagnéticas. Las células vivas son pequeños osciladores que reciben información y la emiten merced a los mismos principios"* (George Lakhovsky ,1869-1942).

*"Las plantas, los animales y los seres humanos poseemos campos de fuerza electromagnética o campos energéticos. Estos campos energéticos determinan la forma y el estado del organismo al cuál pertenecen, a la vez que son determinados por ellos. Este campo es el responsable de mantener reconocible la identidad, el "sí mismo" del organismo, y estos campos desaparecen con la muerte".* (Dr. Harold Saxton Burr ,Universidad de Yale 1940-45).

*Confirma esto mismo:* "*Las células emiten campos electromagnéticos y se comunican entre ellas mediante ondas electromagnéticas" (Herbert Frolich ,premio nobel de física en 1963 y 1964).*

*"Las células y los órganos se comunican gracias a los campos coherentes de ondas electromagnéticas que están vinculadas a la esencia de la vida"* .
*"Las ondas electromagnéticas, como portadoras de información, son anteriores a los procesos bioquímicos, solamente después, los demás procesos, perceptibles o imperceptibles, pueden ocurrir". Frizt Albert Popp, en su libro "Biología de la Luz" (1979).*

*"Las oscilaciones del universo son la causa del fenómeno "vida". Traen salud y enfermedad"* (Franz Morell).

Gracias al constante trabajo de muchísimos investigadores, algunos nombrados a lo largo de todo este libro, no quiero pasar por alto el magnífico y esencial trabajo del Dr. Morell y el ingeniero Eric Rasche, que desarrollaron el principio de la Biorresonancia hasta convertirlo en una fórmula terapéutica de gran éxito.

Mención especial también a los estudios del Dr. G.Cornelissen y el desarrollo de innovaciones terapéuticas.

Gracias a todos ellos disponemos en la actualidad de dispositivos de Biorresonancia capaces de captar dicha energía, cuantificarla y tratarla con fines terapéuticos, no sólo de los órganos y sistemas biológicos, sino también las de los patógenos como tóxicos medioambientales, metales pesados, . virus, parásitos, bacterias, hongos,... de los que nos ocuparemos en este capítulo .

Es importante tener en cuenta el siguiente axioma *"el lugar en el se presenta la enfermedad rara vez es el lugar en el que se origina"*, qué es lo que buscamos.

Para buscar la asociación de agente patógeno-órgano es necesario un análisis sistémico que iniciamos o correlacionamos de la siguiente manera, puesto que para poder establecer un nexo necesitamos tanto el test patológico del órgano como el estudio estresante de un agente patógeno .

Ejemplo de test sistémico y grupos de sustancias:

| Kit test Básico | Kit test órganos |
|---|---|
| Geopatías | Panorámica cabeza |
| Electro estrés | Detalle cabeza |
| Acidosis/Alcalosis | Ojo |
| Cicatrices | Senos maxilares |
| Test global focos | Piezas dentales y |
| Sistema básico | Maxilares |
| Disbiosis | Oído |
| Alergias | Amígdalas |
| Estrés por metales | Glándula Tiroidea |
| Oligoelementos | Cuello |
| Estrés general | Pulmón |
| Estrés medioambiental | Corazón |
| Agentes patógenos | Pecho |
| Agentes patógenos-Mix | Nervios- Plexos |
| Metabolismo | Hígado/Vesícula |
| Alteraciones hormonales | Estómago |
| Psique | Intestino |
| Remedios constitucionales | Riñón / Vejiga |
| Alteración chakras | Esqueleto |
| | Cadera/Mujer |
| | Cadera/Hombre |
| | Plexo nervioso |
| | Vasos cabeza |
| | Cerebro |

*Nuevo Diagnóstico Sistémico por el Dr.Cornelissen*

En este esquema , las flechas más gruesas tienen por objeto mostrar que no nos encontramos ante dos grupos aislados, sino que están relacionados entre sí. Cada agente patógeno del lado izquierdo puede asignarse al órgano del lado derecho en el que es efectivo . En el caso que hubiéramos obtenido como efecto dañino ocasionado por el estreptococo testado positivamente, la pregunta sería en qué órgano puede desplegar su efecto.

Conocer estas correlaciones es de gran interés desde el punto de vista del diagnóstico como del tratamiento y es la Biorresonancia la que nos permite establecer dichas asignaciones.

El intestino es principalmente un órgano inmunológico y de forma secundaria de absorción.

**La disbiosis y la micosis intestinal** conforman, con distancia, el grueso de los casos tratados en nuestras consultas de Medicina Integrativa (MI).

Es importante distinguir entre disbiosis por putrefacción y disbiosis por fermentación, como se explica más concretamente en el libro .

En caso de una situación de putrefacción, nos encontraremos con una importante proliferación de Clostridium, capaces de producir sustancias altamente cancerígenas, como colantrenos de metilo, responsables a su vez de la formación del carcinoma de colon, a partir del ácido biliar. Además de pseudomonas, pyoceaneus y proteus.

Pero lo más importante es que desplaza el valor del pH intestinal hacia el área alcalina mediante la formación de amoniaco, cuyos componentes nitrogenados proceden de la desintegración de las proteínas. Además, unos valores elevados del **pH y el amoniaco** conducen a una parálisis de la musculatura intestinal, cuya consecuencia puede ser un estreñimiento persistente.

El amoniaco es claramente tóxico para el hígado. En caso de superar su capacidad de compensación, el estrés repercute en el cerebro y termina por desarrollarse el llamado "síndrome hepato-cerebral", que se caracteriza por un marcado cansancio, alteraciones de la concentración y vigilancia reducida.

Las demencias seniles son un tipo de enfermedad cada vez más común. A menudo uno de los co-factores importantes es un estrés por amoniaco, además de una carencia de arginina.

El amoniaco en el Sistema Nervioso Central procede básicamente de 2 fuentes:

1- Circulación corporal, por medio de difusión a través de la barrera hematoencefálica.

2- Un trastorno metabólico de los astrocitos, responsables en el cerebro de la eliminación del amoniaco.

Los enfermos con demencia suelen mostrar apetencia especial por los dulces, pero su ingesta elevada y prolongada es un estímulo para la colonia de cándida, lo que aumentaría el pH intestinal, repercutiendo tarde o temprano en la microbiota putrefactiva, cuyo patógeno más importante son las clostridiasis, aunque también debemos tener en cuenta a las B.proteus, B.pyocyaneus y Pseudomonas.

La desacidificación del mesénquima, siendo beneficioso en muchas patologías, en demencias con estrés por amoniaco hay que ser cautos, pues si administramos el típico polvo alcalino a base de bicarbonato durante un tiempo prolongado, aumentará el valor fisiológico del pH intestinal con la consecuente proliferación de las bacterias putrefactivas.

En el metabolismo de las proteínas se forma amoniaco que en los medios intestinales ácidos se unen a sales insolubles y se excreta con las heces. Si el medio intestinal es alcalino, no se unirá el amoniaco y penetrará al hígado a través de las arterias, como todas las demás sustancias intestinales solubles

El testaje a través de los aparatos de Biorresonancia nos permite determinar el pH de los tejidos, el grado de estrés por amoniaco así como, los patógenos de la flora putrefactiva o fermentativa implicados, pero además habrá que presumir y confirmar testando la posible carencia de lactobacterias (intestino delgado) y bifidobacterias (intestino grueso) fisiológicas, que solo pueden vivir en un entorno ácido.

*"No es nuestro tejido el que debe ser ácido, sino nuestro intestino ".*

¿Por qué es importante testar todos estos parámetros?

Si el valor del pH del intestino delgado asciende hasta un valor superior a 7, nos encontramos por norma general, ante el mencionado "Sd Overgrowth" por el que las bacterias de putrefacción del intestino grueso habrán invadido el intestino delgado, dando como consecuencia, malas digestiones, malabsorción y una fuerte formación de amoniaco estresante para el hígado.

Además testamos la IgA, que nos proporciona información sobre el grado funcional de la mucosa intestinal.

En el caso de estar en deficiencia, estaremos ante un posible "síndrome Leaky Gut" con una fuerte tendencia a las alergias. Es decir, que con una mucosa insuficiente no podremos realizar una terapia de la alergia que se mantenga de forma prolongada.

Si estudiamos a través de la Biorresonancia la carencia de IgA, hay que testar también la histamina, ya que ante una debilidad de la película mucosa, es más probable que la permeabilidad de la mucosa intestinal sea alta, con las consecuentes pseudoalergias. Además la intolerancia a la histamina está a menudo asociada a una intolerancia a la lactosa y a la fructosa, que testaremos igualmente con Biorresonancia .

Dicho de otra manera, si testamos positivamente una gran número de alergias a frutas, verduras, condimentos, frutos secos, deberemos primero determinar la permeabilidad de la mucosa intestinal y la intolerancia a la histamina, la lactosa, la fructosa y el sorbitol.

Si no contemplamos los problemas mencionados, la terapia de "borrado" con los dispositivos de Biorresonancia no ofrecerán un éxito prolongado .

**Intestino y Neurotransmisores**: Si, por ejemplo, en el test global testamos un déficit de serotonina, habrá que comprobar si la carencia es en el intestino o en el cerebro. El 95% de la Serotonina la forma el Sistema Nervioso Entérico (SNE). **Disbiosis y Aditivos Alimentarios** .

Los aditivos pertenecen a los "pseudo alérgenos" por lo que conducen a una desgranulación inmediata de las células cebada de la mucosa en el intestino, sin implicación de la cascada inmunológica pero sí se produce liberación de mediadores de la inflamación sin modificar el valor IgE. La consecuencia más importante para nosotros es el "aflojamiento" de las *Tight junction* o unión firme de los enterocitos, lo que se traduce en una permeabilidad de la densa pared de los enterocitos de la mucosa intestinal.

Las pseudoalergias pasan así a ser más problemáticas que las verdaderas alergias, ya que aumentan la disponibilidad a la alergia debido a la mayor permeabilidad de la mucosa intestinal.

El testaje y el neutralizado de los aditivos alimentarios es condición necesaria para un saneamiento intestinal de efecto prolongado. Hay que prestar especial atención a los ácidos Benzoico/ Benzoatos, PHB y Ácido Salicílico/Salicilatos, a menudo especialmente resistentes al neutralizado.

Existen muchas frutas que forman ácido salicílico como sustancia conservante propia de la fruta. Cuanto más tiempo puede conservarse una fruta más acido salicílico contiene.

Sorprende comprobar que las pseudoalergias desaparecen tras el tratamiento de la cándida, la recuperación de la microbiota intestinal y la regeneración de la mucosa intestinal .

## HONGOS Y LEVADURAS

Muy importante poder diferenciar si el hongo detectado en el testaje positivo, por ejemplo, de una cándida es pasajero, si se encuentra en el tracto gastrointestinal o en otro lugar o si ya ha producido colonización de la mucosa.

Para ello es muy importante el test de correlación con los órganos alterados antes del proceso de filtraje. En caso de colonización de la mucosa por hongos/levaduras la mucosa estará dañada.

Los efectos más destacados de un estrés por hongos o micosis intestinal son:
- Problemas dérmicos.
- Alergias en general.
- Problemas articulares.
- Problemas psíquicos (desde cansancio hasta falta de concentración, problemas de aprendizaje, pasando por tendencias depresivas).
- Dolores de cabeza, migraña.
- Diarreas, estreñimiento o alternancia entre ambas, meteorismo, etc.

El tratamiento de la cándida siempre debe realizarse simultáneamente con una neutralización de las alergias. Entre una invasión por cándida y las alergias existe siempre un efecto pingpong por el que se activan mutuamente, es decir, la proliferación de la cándida en las placas de Peyer impide el ejercicio inmunitario, que a su vez trae consigo el desarrollo de alergias.

La cándida intestinal puede provocar además trastornos cerebrales. Por ello hay que testar cándida y tratarla en todos los pacientes con cambios en el comportamiento y desequilibrios emocionales, sin olvidar la recuperación de la microbiota intestinal, la regulación de la microbiota putrefactiva o fermentativa y la suplementación con micronutrientes y la neutralización de las intolerancias alimentarias.

La acción de los metabolitos del metabolismo de la cándida que pasan por el cerebro produce un trastorno en la síntesis de la serotonina producida por el aminoácido triptófano.

Se conocen hasta el momento más de 100 tóxicos producidos por la cándida, entre ellos los llamados alcoholes de fusel y acetaldehído, ambos de fuerte acción neurotóxica, que pasan la barrera hematoencefálica sin problema. Tampoco olvidar el monóxido de carbono y otros compuestos esteroideos.

El acetaldehído tiene un efecto fuertemente neurotóxico y ataca selectivamente el cuerpo calloso produciendo una falta de coordinación de las emociones y la razón, entre otros.

Muchas de las dolencias neurológicas, metabólicas, endocrinas y emocionales son consecuencia de este proceso.

El acetaldehído está también presente en las bebidas alcohólicas, en los gases industriales y de los automóviles, así como en los cigarrillos...

La intolerancia a los hongos está muy extendida precisamente porque con la comida se produce una sensibilización constante debido a que casi toda la industria alimentaria está basada en enzimas producidas a partir de hongos. El tan apetitoso color de los panecillos, el recubrimiento del chocolate y la espuma de la cerveza, son obra de los hongos.

Tampoco hay que olvidar los **mohos**, que son una de las principales causas de estrés en caso de sinusitis, rinitis y bronquitis.

¿Qué agentes patógenos u otras situaciones, por ejemplo, podemos testar con Biorresonancia para el diagnóstico de la disbiosis?

- **Disbiosis**: fermentación, putrefacción, micosis, Nh3, sIgA, Lactobacillus, Bifidobacterias.
- **Hongos de casa**: Alternaria tenuis, Botrytis cinérea, Cladosporium sp, Curvularias sp, Fusarium sp, Helminthosporium hal.
- **Hongos externos**: Aspergillus sp, Mucos mucedo, Penicillinum sp, Rhizopus nigrans, Pullularia pullulans, Serpula lacrymans.
- **Otros**: Bact. Coli, Bact, Faec alk, Bact. Proteus, Bac.pseudomonas, Bact pyoceaneus, Clostr.ionococcum, cólera, Clostridium diff. Enterococcus, Clostr. Paraputrificans,

disenteria, Salmonela TP, Salmon. Typhim, Shiga-Kruse, Typhinum, Chlamydia trachoma, Fluor albus, Gardenella vaginalis, Gonococcinum, Verruca vulgaris=papiloma humano Papilloma virus ( HPV), Propioni, Pseudomonas, Torulopsis glabrata, trichomaden Fluor, Ureaplasma, Campylobacter...

- **Parásitos**: Amebas, Ancilostoma duodenal, Ascaris lumbricoides, Clonorchis sinensis, Entameba histolítica, Enterobius vermicularis, Filariosis, Echinococcus, Fasciola buski, Fasciola hepática, Lamblia intest (Giardia Lamb), Pneumocystis carinii, Oxyuris vermicularis, Strongyloides, Schistosoma mansoni, Taenia, Triquinosis, Toxoplasmosis, Tricomonas.

Si en el estudio que llevemos a cabo nos encontramos resultados positivos a lo descrito en el apartado anterior, podríamos proceder de la siguiente manera. Activar procedimiento de Neutralización en el dispositivo de Biorresonancia usando sustancias propias del organismo. Por ejemplo: saliva, orina, sangre o heces. El procedimiento variará en profundidad y amplitud según los síntomas o patologías.

¿Cómo se realiza el estudio?

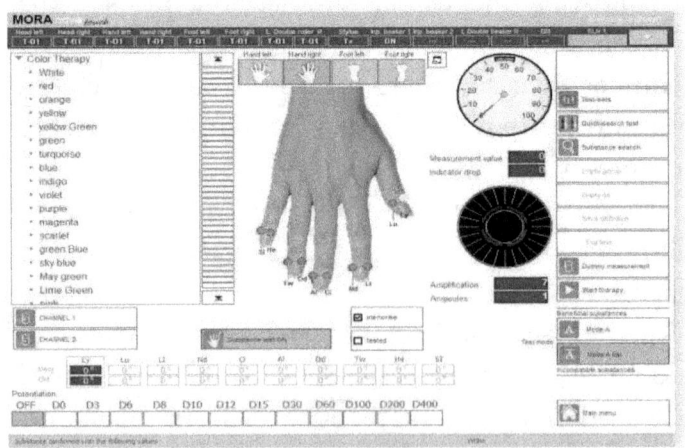

## ¿Y cómo se realiza el neutralizado?

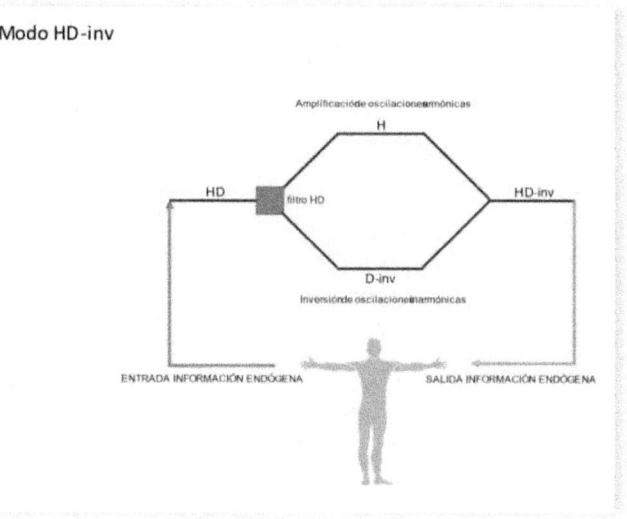

## ¿Qué sustancias endógenas utilizamos para mejorar el tratamiento?

**Selección de sustancias endógenas**

**Sangre**
- cargas linfáticas
- enfermedad cardiovascular
- alergias
- enfermedades reumáticas
- susceptibilidad a infecciones
- hígado, pulmón, bazo

**Saliva**
- membranas mucosas
- desórdenes endocrinos
- área oral-maxilar-dental
- estómago, páncreas, intestino delgado, intestino grueso

**Selección de sustancias endógenas**

Orina
- artrosis / artritis
- fibromialgia / gota
- dermatosis
- riñón / vejiga
- estancamiento linfático
- desintoxicación

**Heces**
- disbiosis, micosis
- insuficiencia pancreática exocrina
- estómago, hígado, vesícula biliar, intestino delgado, colon
- complejo meteorismo-diarrea-estreñimiento
- estancamiento linfático
- dermatosis

Imprescindible conocer el "Terreno Biológico" sobre el que vamos a actuar.

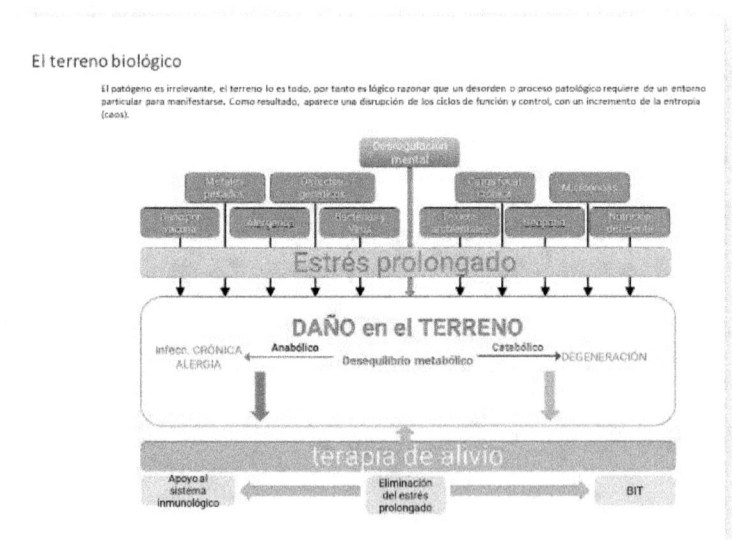

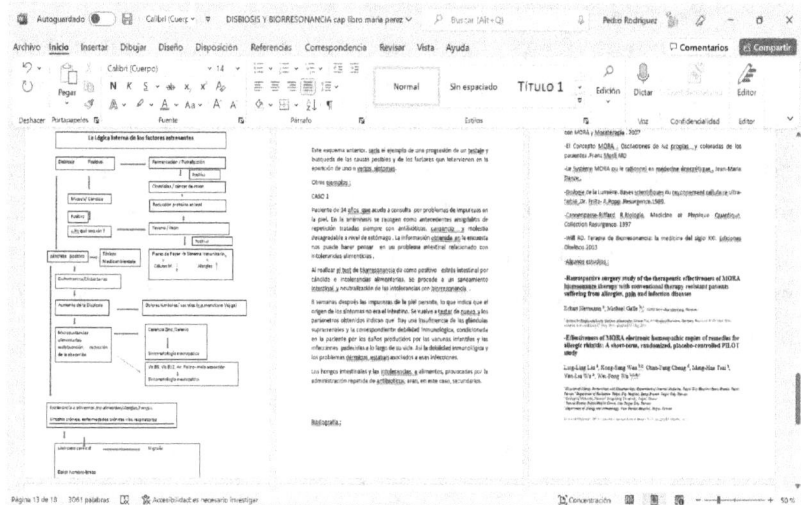

Este esquema anterior, sería el ejemplo de una progresión de un testaje y búsqueda de las causas posibles y de los factores que intervienen en la aparición de uno o varios síntomas.

Otros ejemplos

**CASO 1**

Paciente de 34 años, que acude a consulta por problemas de impurezas en la piel. En la anamnesis se recogen como antecedentes amigdalitis de repetición tratadas siempre con antibióticos, cansancio y molestia desagradable a nivel de estómago. La información obtenida en la encuesta nos puede hacer pensar en un problema intestinal relacionado con intolerancias alimenticias.

Al realizar el test de Biorresonancia da como positivo estrés intestinal por cándida e intolerancias alimentarias. Se procede a un saneamiento intestinal y neutralización de las intolerancias con Biorresonancia.

8 semanas después las impurezas de la piel persisten, lo que indica que el origen de los síntomas no era el intestino. Se vuel-

ve a testar de nuevo y los parámetros obtenidos indican que hay una insuficiencia de las glándulas suprarrenales y la correspondiente debilidad inmunológica, condicionada en la paciente por los daños producidos por las vacunas infantiles y las infecciones padecidas a lo largo de su vida. Así la debilidad inmunológica y los problemas dérmicos estaban asociados a esas infecciones.

Los hongos intestinales y las intolerancias a alimentos, provocadas por la administración repetida de antibióticos, eran, en este caso, secundarios.

## ALERGIAS ALIMENTARIAS/ALERGIAS GENERALES

Toda diátesis multi alérgica tiene como consecuencia, a largo plazo, una parálisis inmunitaria debida al agotamiento de la glándula suprarrenal de efecto compensatorio. Deja de poder disponer de la cortisona propia del cuerpo para combatir la alergia.

Toda alergia es un factor estresante que conduce a la liberación de adrenalina y de cortisona, que a la larga conduce también al agotamiento de las glándulas suprarrenales.

La consecuencia de la insuficiencia de las suprarrenales son las enfermedades autoinmunes, como las reumáticas, diabetes, esclerosis múltiple

El testaje bioenergético nos permite conocer cualquier tipo de intolerancia, alergias de los tipos I hasta IV, también las pseudoalergias y las alergias enmascaradas como las sustancias perjudiciales para el organismo.

## MORA y alergias alimentarias

Se puede poner en la entrada (A-inv) un alérgeno conocido potenciado a la D6

EAP 78
IG 20

BP 6

AAK according to Dr. Volker Lehmann MD and HP Dieter Schäfer.

# ESTUDIO DEL ALIMENTO

Pedro Rodríguez

El sistema de estudio de los alimentos que disponen algunas interfaces de Biorresonancia son grandes herramientas para establecer inferencias.

Los estudios de alergias alimentarias se van a llevar a cabo desde la sección dedicada a Intestino. Desde una perspectiva general (sin estudios analíticos por sectores). Esto se debe a su relación inmunológica que juega el intestino y el papel del microbioma.

Habitualmente las enfermedades de larga data van a proporcionar un gran catálogo de alimentos a evitar. Como dispositivo de estudio no lineal, el sistema intenta analizar y trasladar la información que obtiene de todo el cuerpo.
- Alimentos proteicos: como pulpo, calamar, pato…puede indicar un sobrecrecimiento de las enzimas proteolíticas
- Verduras como brócoli, coliflor, coles de Bruselas, repollo, brócoli y kale. Y **verduras de hoja verde** como acelgas, espinacas, lechuga Curiosamente estos superalimentos idóneos por su contenido en glucosinolatos pueden ser mal digeridos. Hay que dar instrucciones estrictas sobre su cocinado (al vapor y/o con comino) o dar en forma de suplementos que puedan ser tolerados.
- Café: puede ser contraindicado por su capacidad como antinutriente de la vitamina C o por incrementar la sim-

paticotonía de la persona si existe un exceso de neurohormonas.
- Alimentos dulces: coco, canela ... Puede indicar un foco de infección de cándida latente o un marcador indirecto de resistencia a la insulina.
- Especias como la cúrcuma, el jengibre, ... la contraindicación de estas especias con grandes capacidades terapéuticas demostradas puede tener relación con un incremento de micotoxinas, una correlación indirecta con problemas de la vesícula biliar (y producir dolores tipo cólico), alguna relación indirecta con procesos de coagulación sanguínea. Hay que ser consciente del potencial de intoxicación por metales pesados si no se utilizan elementos de calidad. El uso de elementos como la cúrcuma debe ser cruzado con el estado de la función endocrina por si interfiere en pacientes en tratamiento con antidiabéticos. También puede describir una posible interacción en pacientes con reflujo gastroesofágico. En un fenómeno de inflamación intestinal los rizomas del jengibre pueden incrementar la respuesta inflamatoria generando dolor abdominal. En una situación de insuficiencia cardiaca puede estar describiendo una relación indirecta en la que aumente la presión vascular (efecto inverso habitual del jengibre).
- Cerdo: puede tener relación con exceso de histamina, proteolíticas o toxinas propias del animal.
- Frutas: dependiendo de algunas frutas pueden tener relación con su índice glicémico, el aporte excesivo de fibra u otros atributos de diferentes frutas. En el caso de la pera puede relacionarse con su alto contenido en potasio se debe limitar su consumo en personas que sufran de insuficiencia renal u otros problemas que limiten el uso de este mineral.

- Berenjena, aguacate, espinacas, judías, quesos, mariscos, carnes curadas. Histamina elevada. Cítricos, fresa, kiwi, piña, salsa de tomate, chocolate, pescados y mariscos, cereales, champiñones. Son liberadores de histamina endógena.
- Frutos secos (anacardos, nueces ...) : incapacidad para absorber la fibra insoluble.
- Alcohol. Es uno de los elementos que mayor nivel de intolerancia suele dar, apareciendo siempre dentro de los valores máximos de productos tóxicos.

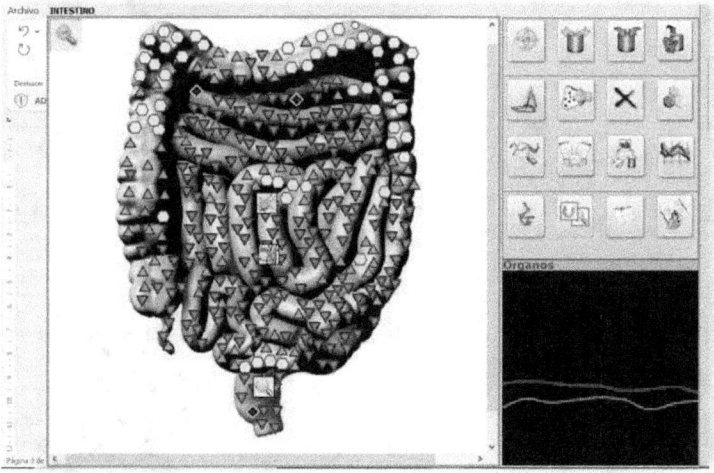

Los sistemas de colores en dispositivos NLS.

Aunque las interfaces permiten la exportación bajo codificación numérica es muy recomendable por su capacidad pedagógica el imprimir bajo el sistema original.

(Leyenda: verde terapéutico- Naranja Neutro-Negro Alimentos a evitar). El código numérico ascendente de alimentos en negro indica mayor nivel de intolerancia.

# BIORRESONANCIA: LA MEDICINA CUÁNTICA

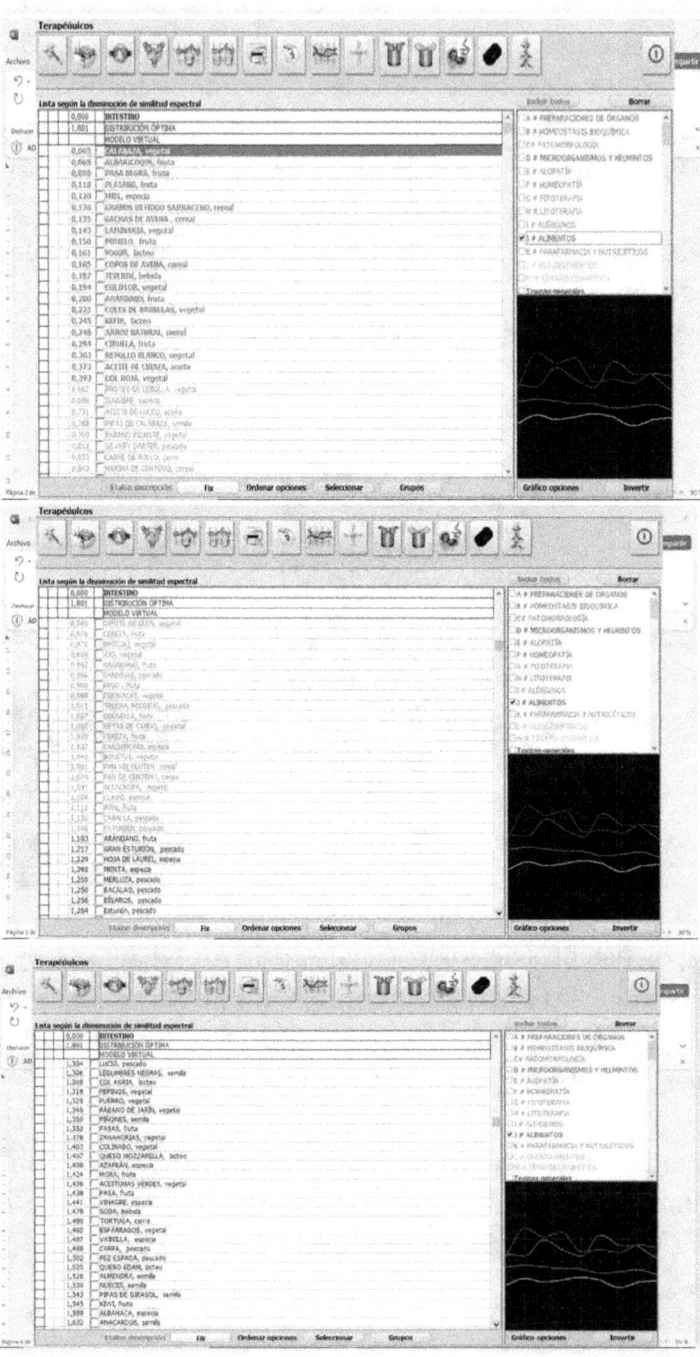

## ESTUDIO DE ALIMENTOS EN OTROS ÓRGANOS DIANAS Y FUNCIONES FISIOLÓGICAS.

Para otros estudios como resistencia a la insulina o hígado graso es importante llevar a cabo el mismo procedimiento desde las secciones del órgano correspondiente. Páncreas para estudio de resistencia a la insulina e hígado para aquellas enfermedades relacionadas con el mismo. Sin embargo, en lo posible y a no ser que el sistema detecte una prioridad de un órgano sobre otro es interesante no solapar estudios de alimentos de diferentes órganos, dada la complejidad y el largo listado de alimentos a evitar.

www.ingramcontent.com/pod-product-compliance
Lightning Source LLC
Chambersburg PA
CBHW052348220526
45465CB00003BA/1014